21 volume

le **carnet** de **stage** de l'**infirmière**

L'ESSENTIEL

INFIRMIER DE POCHE

Collectif

Collection dirigée par Laurent LE

Editions VernazobresGrego

99 Boulevard de l'Hôpital
75013 Paris
tél : 01 44 24 13 61/ Fax : 01 44 24 11 82
www.vernazobres-grego.com

ISBN : 284136-676-6

Dans la même collection :

✔ COCHEZ CEUX QUE VOUS AVEZ DÉJÀ !

- Vol 1 : CARDIOLOGIE ET PNEUMOLOGIE
- Vol 2 : UROLOGIE NEPHROLOGIE
- Vol 3 : GYNECOLOGIE OBSTETRIQUE
- Vol 4 : DERMATOLOGIE ET MALADIES INFECTIEUSES
- Vol 5 : ORL, STOMATOLOGIE, OPHTALMOLOGIE
- Vol 6 : HEPATOLOGIE, GASTROLOGIE, ENTEROLOGIE MEDICALE ET CHIRURGICALE
- Vol 7 : HEMATOLOGIE DIABETOLOGIE
- Vol 8 : ORTHOPEDIE TRAUMATOLOGIE
- Vol 9 : URGENCES
- Vol 10 : PSYCHIATRIE
- Vol 11 : PEDIATRIE (PAR SPECIALITES)
- Vol 12 : INFIRMIER
- Vol 13 : GERIATRIE
- Vol 14 : NEUROLOGIE
- Vol 15 : WORD (travail de fin d'étude, travaux de groupe, situation d'appel)
- Vol 16 : CANCEROLOGIE
- Vol 17 : MEDICAMENTS
- Vol 18 : MALADIES INFECTIEUSES (Complément)
- Vol 19 : EXAMENS BIOLOGIQUES
- Vol 20 : HANDICAP, DOULEUR, SOINS PALLIATIFS, ANESTHESIE
- Vol 21 : L'ESSENTIEL INFIRMIER DE POCHE (MSP, URGENCES, EXAMENS, ...)
- Vol 22 : ENDOCRINOLOGIE, NUTRITION
- Vol 23 : EXAMENS MORPHOLOGIQUES

DIAGNOSTICS INFIRMIERS 7

DIAGNOSTIC DE PATHOLOGIES VITALES..... 8

PHARMACOLOGIE INDISPENSABLE 12

APGAR

Normale = 10

Cotation	Fréquence Cardiaque	Mouvements Respiratoires	Coloration
0	Absence	Absence	Cyanose - Pâleur
1	< 100/Mn	Irréguliers	Corps Rose (Ext. Cyan.)
2	> 100/Mn	Réguliers	Complètement Rose

Cotation	Réactivité	Coloration
0	Pas de Réponse	Cyanose - Pâleur
1	Léger Mouvement	Corps Rose (Ext. Cyan.)
2	Cri	Complètement Rose

A l'aide du poids, du sexe, de l'âge et de la valeur de créatinine on mesure le Clearance de la créatinine (p. la formule de Cockroft) qui donne une idée de la fonctic rénale de chaque patient :

Formule de Cockcroft :

$$\frac{(140 - \text{âge}) \times \text{poids} \times K}{\text{Créatinine (en mmol/L)}}$$

K = 1.24 chez l'homme
K = 1.04 chez la femme

DEPISTAGE DE CANCERS

Type de cancer	Mode de dépistage	Personnes concernées	Fréquence
Cancer du col utérin	Frottis cervical	Femmes entre 20 et 65 ans	Tous les 2 à 3 ans après
Cancers colo-rectaux	Hémocult (dépistage des sujets à risque moyen) Recherche de sang dans les selles	Entre 45 et 74 ans	Intervalle entre 1 et 2 ans
Cancer de la prostate	Dosage biologique du prostate specific antigen (PSA)	Homme de plus de 50 ans	
Cancer du sein	Mammographie	Entre 50 et 69 ans	Tous les 3 ans 2 incidences

Ouverture des yeux

1. Nulle
2. A la douleur
3. Au bruit
4. Spontanée

Réponse verbale

1. Nulle
2. Incompréhensible
3. Inappropriée
4. Confuse
5. Normale

Réponse motrice

1. Nulle
2. Extension stéréotypée
3. Flexion stéréotypée
4. Evitement
5. Orientée
6. Aux ordres

Un sore < 9 signe un coma
Plus le score est bas, plus le pronostic est grave

ECHELLES D'EVALUATION DE LA DOULEUR CHEZ L'ADULTE

<table>
<tr><td>EVS</td><td><u>Echelle Verbale Simple :</u>
• Le patient quantifie sa douleur subjectivement
• Le soignant quantifie de 0 à 3 (selon le tableau)
• Méthode se révélant la plus facile
<table>
<tr><td>NON</td><td>Pas de douleur</td><td>0</td></tr>
<tr><td>UN PEU</td><td>Douleur modérée</td><td>1</td></tr>
<tr><td>BEAUCOUP</td><td>Douleur importante</td><td>2</td></tr>
<tr><td>ENORMEMENT</td><td>Douleur très intense</td><td>3</td></tr>
</table></td></tr>
<tr><td>Echelle numérique</td><td>Le patient cote sa douleur de 1 à 10</td></tr>
<tr><td>EVA</td><td><u>Echelle Visuelle Analogique :</u>
• Il existe deux faces :
- Celle vue par le patient (non chiffrée)
- Celle vu par le soignant (chiffrée)</td></tr>
<tr><td>ECPA</td><td><u>Echelle Comportementale d'évaluation de la douleur chez la Personne Agée</u>
Cf. page suivante</td></tr>
</table>

ECHELLE VISUELLE ANALOGIQU

Face EVA vue par le patient

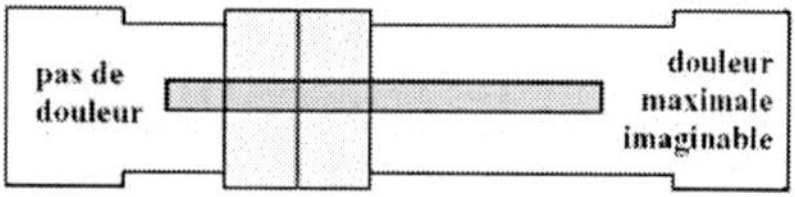

Face EVA vue par le soignant

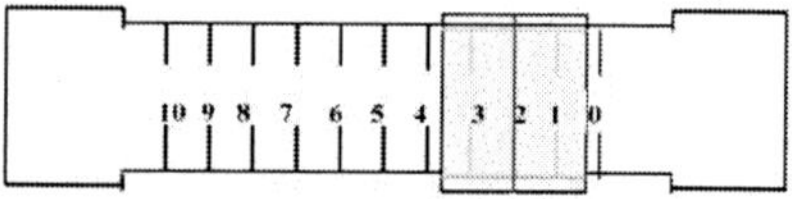

ECHELLES D'EVALUATION DE LA DOULEUR CHEZ L'ENFANT

Principales échelles d'évaluation	Critères cotés
Echelle Douleur Enfant Gustave Roussy (DEGR)	1. **Position antalgique au repos** 2. Manque d'**expressivité** 3. **Protection spontanée des zones douloureuses** 4. **Plaintes** somatiques 5. **Attitude** antalgique dans le mouvement 6. **Désintérêt** pour le monde extérieur 7. **Contrôle exercé par l'enfant** quand on le mobilise (mobilisation passive) 8. **Localisation de zones douloureuses** par l'enfant 9. Réactions à l'**examen des zones douloureuses** 10. Lenteur et rareté des mouvements
Echelle Objective Pain Scale (OPS)	1. Pression artérielle 2. Pleurs 3. Mouvements 4. Agitation 5. **Expression verbale ou corporelle**

Notes personnelles :

ECHELLE DE 6 VISAGES

La consigne est : « Montre-moi le visage qui a mal autant que toi ».

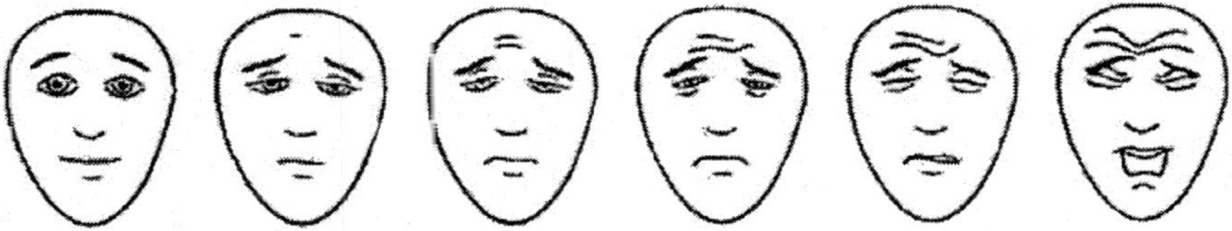

0 2 4 6 8 10

Notes personnelles :

MNA ECHELLE (MINI NUTRITIONNAL ASSESMENT)

(Dépistage de la dénutrition chez les personnes âgées)

Questions	Score
Perte d'appétit ?	
• Le patient a-t-il mangé moins ces 3 derniers mois par manque d'appétit, problèmes digestifs, difficulté de mastication ou de déglutition ?	
• Anorexie sévère	0
• Anorexie modérée	1
• Pas d'anorexie	2
Perte récente de poids ? (< 3 mois)	
• Perte de + de 3 kg	0
• Ne sait pas	1
• Perte entre 1 et 3 kg	2
• Pas de perte de poids	3
Motricité :	
• Du lit au fauteuil	0
• Autonome à l'intérieur	1
• Sort du domicile	2
Maladie aiguë ou stress psychologique ces 3 derniers mois ?	
• Oui	0
• Non	1

Problèmes neuro-psychologiques ?	
• Démence ou dépression sévère	1
• Démence ou dépression modérée	2
• Pas de problème neuro-psychologique	3
Indice de masse corporelle :	
• IMC < 19	0
• 19 ≤ IMC < 21	1
• 21 ≤ IMC < 23	2
• IMC ≥ 23	3

Score total de dépistage ≥ à 12 : normal
Score total de dépistage ≤ à 11 : dénutritio possible : = > continuer l'évaluation MNA complète

<u>Notes personnelles :</u>

OMS : EVALUATION DE L'ETAT GENERAL (PERFORMANCE STATUS DE L'OMS)

0 : activité normale
1 : activités physiques importantes restreintes, mais le patient est ambulant et capable de fournir un travail léger
2 : le patient est capable de se prendre en charge, mais est incapable de fournir un travail. Il est moins de 50 % du temps alité
3 : le patient est plus de 50 % du temps alité ou assis
4 : le patient est grabataire

Notes personnelles :

SILVERMA

Balancement thoraco-abdominal à l'inspiration	Absent (respiration synchrone)	Thorax immobile (l'abdomen seul se soulève)	Respiration paradoxale
Battements des ailes du nez	Absent	Modéré ou intermittent	Intense
Tirage	Absent	Intercostal discret	Intercostal sus et sous sternal
Entonnoir xiphoïdien	Absent	Modéré	Intense
Geignement expiratoire	Absent	Perçu au stéthoscope	Audible, continu
COTATION	**0**	**1**	**2**

NORMALES BIOLOGIQUES

BIOCHIMIE DU SANG

	Unités du système conventionnel	Unités du système international
EXAMENS COURANTS		
Glycémie		
A jeun		
En post-prandial		
(60 minutes)		
En post-prandial	0,77 à 1 g/L	4,2 à 6 mmol/L
(90 minutes)	< 1,6 g/L	< 9 mmol/L
En post-prandial	< 1,6 g/L	< 8 mmol/L
(120 minutes)	< 1,6 g/L	< 7 mmol/L
Triglycérides		
Homme	0,40 à 1,50 g/L	0,45 à 1,70 mmol/L
Femme	0,30 à 1,40 g/L	0,35 à 1,60 mmol/L
Cholestérol total		
< 20 ans	< 2 g/L	< 5 mmol/L
Adulte	1,5 à 2,5 g/L	3,87 à 6,45 mmol/L
Cholestérol-HDL	0,35 à 0,60 g/L	0,9 à 1,5 mmol/L
Cholestérol-LDL	1,2 à 1,7 g/L	3,1 à 4,4 mmol/L
Cholestérol-VLDL	0,05 à 0,12 g/L	0,15 - 0,31 mmol/L
Apoliprotéine-A1		
Homme	1,10 à 1,60 g/L	
Femme	1,30 à 2,20 g/L	
Apoliprotéine-A2	0,35 à 0,45 g/L	
Apoliprotéine-A1		
Homme	0,50 à 1,60 g/L	
Femme	0,50 à 1,25 g/L	
Créatinine		
Homme	7 à 13 mg/L	60 à 115 µmol/L
Femme	5 à 12 mg/L	45 à 105 µmol/L

Acide urique Homme Femme Enfant	 35 à 70 mg/L 25 à 60 mg/L 20 à 40 mg/L	 210 à 420 µmol/L 150 à 360 µmol/L 120 à 240 µmol/L
Bilirubine Totale Directe ou conjuguée	 3 à 10 mg/L ^{2} 3 mg/mL	 5 à 17 µmol/L ^{2} 5 µmol/L
Urée	0,10 à 0,50 g/L	1,66 à 8,33 mmol/L
IONOGRAMME		
Osmolalité Plasmatique	290 à 310 mOsm/kg d'eau	
Na (sodium)	135 à 145 mEq/L	135 à 145 mmol/L
K (potassium)	3,5 à 5 mEq/L	3,5 à 5 mmol/L
Cl (chlorures)	98 à 103 mEq/L	98 à 103 mmol/L
Bicarbonates RA (réserves alcalines)	22 à 28 mEq/L	22 à 28 mmol/L
Protéines	16 mEq/L	16 mmol/Ll
Mg (magnésium)	18 à 30 mg/L	18 à 30 mmol/L
Ca (calcium)	4,5 à 5,2 mEq/L	4,5 à 5,2 mmol/L
P (phosphates)	1,6 à 2,7 mEq/L	1,6 à 2,7 mmol/L
ELECTROPHORESE DES PROTEINES		
Protéines normales	60 à 80 g/L	60 à 80 %
Albumine	33 à 49 g/L	55 à 65 %
Globulines	20 à 35 g/L	35 à 45 %
Alpha-1 globulines	0,9 à 2,4 g/L	1,5 à 4 %
Alpha-2 globulines	5,4 à 10,4 g/L	9 à 13 %
Bêta-globulines	6 à 11,20 g/L	10 à 14 %
Gamma-globulines	7,2 à 16 g/L	12 à 20 %

NUMERATION FORMULE SANGUINE

HEMATOLOGIE	Unités du système conventionnel	Unités du système international
NUMERATION		
Glycémie Homme Femme Nouveau-né	4,5 à 5,5 millions/mm^3 4 à 5 millions/mm^3 4 à 5,5 millions/mm^3	 4,5 à 5,5 T/L 4 à 5 T/L 4 à 5,5 T/L
Leucocytes Adulte Enfant < 5 ans	 4 000 à 10 000/mm^3 4 000 à 15 000/mm^3	 4 à 10 G/L 4 à 15 G/L
Thrombocytes (plaquettes)	150 000 à 400 000/mm^3	150 à 400 G/L
Réticulocytes	25 000 à 75 000/mm^3	25 à 75 G/L
FORMULE LEUCOCYTAIRE		
Polynucléaires neutrophiles (PNN)	45 à 70 % 1 800 à 7 000/mm^3	1,8 à 7 x10^9/L
Polynucléaires éosinophiles (PNE)	1 à 5 % < 500/mm^3	< 0,5 x10^9/L
Polynucléaires basophiles (PNB)	0 à 1 % < 100/mm^3	< 0,1 x10^9/L
Lymphocytes	20 à 40 % 1 500 à 4 000/mm^3	1,5 à 4 x10^9/L
Monocytes	2 à 10 % 100 à 1 000/mm^3	1,2 à 1 x10^9/L

HEMOSTASE		
Temps de saignement (Duke)	120 à 240 secondes	
Temps de Howell	90 à 150 secondes	
TCK (temps de céphaline-kaolin)	30 à 50 secondes	
TP (temps de Quick)	12 à 14 secondes > 70 % à celui du témoin	
INR (international normalized ratio) (temps de Quick du malade sur celui du témoin, sous AVK)	1	
Fibrinogène	2 à 4 g/L	6 à 12 µmol/L
PDF (produit de dégradation de la fibrine)	< 10 µg/mL	
EXPLORATION DE L'ANEMIE		
Hématocrite Homme Femme	42 à 54 % 37 à 47 %	0,42 à 0,54 0,37 à 0,47
Hémoglobine (Hb) Homme Femme Nouveau-né	13 à 17 g/dL 12 à 15 g/dL 16 à 21,5 g/dL	8,07 à 10,55 mmol/L 7,45 à 9,31 mmo 10,23 à 13,30 mmol/L
Fer sérique Homme Nouveau-né	55 à 165 µg/dL 168 µg/dL	10 à 30 µmol/L 30 µmol/L

Coefficient de saturation de la sidérophyline (transférine)	20 à 40 %	2 à 4 µmol/L
Ferritine Homme Femme	 60 à 300 ng/mL 30 à 150 ng/mL	 60 à 300 µg/mL 30 à 150 µg/mL
VGM (volume globulaire moyen)	80 à 100 μ^3	80 à 100 fl
TGMH (teneur globulaire moyenne en Hb)	27 à 32 pg	1,67 à 1,98 fmol
CGMH (concentration globulaire moyenne en Hb)	32 à 36 g/100 mL	20 à 22,3 mmol/L
AUTRE EXAMEN		
Vitesse de sédimentation après 1 heure (Westergreen) Homme Femme	 3 à 10 mm 5 à 20 mm	

Notes personnelles :

MMUNOLOGIE	Unités du système conventionnel	Unités du système international
Agglutinines froides		Normalement titré < 1/32
Agglutinines rrégulières		0
mmunoglobulines sériques IgA IgD IgG IgM IgE totales	90 à 450 mg/100 mL < 0,400 mg/100 mL 800 à 1 800 mg/mL 60 à 260 mg/mL	0,9 à 4,50 g/L < 0,400 g/L 8 à 18 g/L 0,6 à 2,6 g/L 150 UI/mL
MARQUEURS TUMORAUX (diagnostic et/ou surveillance)		
Antigène carcini-embryonnaire (ACE) Côlon - rectum - sein	< 5ng/mL	< 2,5 µg/L
Alpha-fœtoprotéine (AFP) Foie - testicule - digestif	< 10 ng/mL	
Antigène prostatique spécifique (PSA) Prostate	< 2,5 ng/mL	< 3,5 µg/L
Antigène CA 15-3 Sein	< 30 U/mL	

Antigène CA 125 Ovaire	< 35 U/mL	
Antigène 19-9 Pancréas	< 37 U/mL	
Antigène CA 72-4 (TAG 72) Ovaire - estomac	< 6 U/mL	
Décarboxyprothrombine (DCP) Foie	< 300 µg/L	
Enolase neuro- spécifique (ENS) Poumon - système nerveux	< 12,5 µg/L	
Bêta-2 microglobuline (myélome-aussi HIV) Adulte Nouveau-né	1 à 2,5 mg/L < 5,4 mg/L	
Viline Côlon - rectum	< 20 ng/mL	
HCG Testicule	< 5 U/L	
Thyrocalcitonine (TCT) ou calcitonine Thyroïde	< 10 ng/mL	
Thyroglobuline Thyroïde	< 25 ng/mL	

MODIFICATIONS LORS DE LA GROSSESSE

HEMATOLOGIE	
Numération globulaire	Diminuée = 4.10^{12} g/L
Hémoglobine	Chute progressive de 130-140 g/L (8,1-8,7 mmol/L) A 110-120 g/L (6,8-7,4 mmol/L) ; début de la chute dès 10 SA
Hématocrite	Chute de 40 % à 31-34 %
Concentration moyenne globulaire d'hémoglobine	Inchangée (320-330 g/L)
Volume érythrocytaire	Inchangé
Leucocytes	Augmentation jusqu'à 15 Giga/L, surtout à cause de l'élévation des polynucléaires neutrophiles
Vitesse de sédimentation	Augmentation (valeurs à la première heure : 30-90 mm) **Aucun intérêt pendant la grossesse**
Lipides totaux	Augmentation jusqu'à 10 g/L
Triglycérides	Augmentation progressive jusqu'à 2-3 g/L
Cholestérol	Augmentation linéaire jusqu'à 3 g/L
	Rapport <u>cholestérol libre</u> Constant cholestérol estérifié
Phospholipides	Augmentation jusqu'à 3,5-4 g/L
Lipoprotéines	Augmentation dans toutes les fractions
Attendre 6 semaines à 2 mois post-partum pour la normalisation des lipides	

Enzymes sériques	
g-glutamyl transpeptidase (g-GT)	Inchangée (même en cas d'alcoolisme chronique)
5' nucléotidases	Inchangées
Lacticodéshydrogénase	Inchangée
Transaminases	Inchangées
Phosphatases alcalines	Augmentation progressive à partir de 20 SA jusqu'à 80 UI/L
Acides biliaires totaux	Inchangés
Amylasémie	Inchangée
Coagulation	
Plaquettes : numération	Inchangée. Il existe de 4 à 8 % de thrombopénies modérées en fin de grossesse normale
Fibrinogène	Augmenté jusqu'à 5-6 g/L
Facteurs : V, VII, VIII, X, XII	Augmentés
Prothrombine, IX	Non modifiés
XI, XIII	Abaissés
Activité fibrinolytique	Abaissée
Antithrombine III	Diminuée de 10 % de sa valeur initiale
Protéine S	Diminuée
Activité antiplasmine	Augmentée
Inhibiteurs de l'activation du plasminogène	Inchangés
Protéine C	Inchangée
D-Dimères	Souvent augmentées
Hormones	
Prolactine	Augmentée
Cortisol libre urinaire	Inchangé

Cortisolémie	Augmentée
Aldostérone	Augmentée
Testostérone	Augmentée
Androstènedione	Augmentée
Déhydro-épiandrostérone	Inchangée
Catécholamines urinaires	Inchangées
TSH	Inchangée
Iode protidique	Augmenté
T3	Augmentée
T4 totale	Augmentée
T4 libre	Inchangée
Test de Hamolsky	Inchangé
Fer sérique	Chute de 35 %
Transferrine	Très augmentée
Electrolytes	
Sodium, potassium, chlore, phosphore	Pas de modification importante
Calcium, magnésium	Diminution de 10 %
Bicarbonates	Baisse importante (due à l'alcalose respiratoire compensée)
Gaz du sang : Po2, pH	Inchangés
pCO2	Diminution (30 mmHg) (4 kPa) (elle entraîne une dyspnée fréquente)
Osmolalité	Baisse précoce de 10 mosm/kg d'eau
Protéines, autres	
Protéines totales	Baisse précoce de 10 g/L
Albumine sérique	Baisse progressive de 10 g/L
a 1-globulines	Augmentation progressive de 1 g/L

a 2-globulines	Augmentation progressive de 3 g
b-globulines	Augmentation progressive de 3 g
Complément	
C3, C4, complément total	Augmentation
Glycémie à jeun	Diminution
Glycosurie	Parfois présente avec des glycém normales car abaissement du seu rénal du glucose
Composants azotés non protéiques	
Urée sanguine	Diminution progressive de 25 % a moins de sa valeur initiale
Créatinémie	Diminution progressive de 25 % a moins de sa valeur initiale
Uricémie	Baisse précoce de 30 % : ré-ascension en fin de grossesse (de 180 à 350 µmol/L)

Notes personnelles :

PRODUIT EN CROIX

1. Dessiner une croix de façon à passer sur tous les nombres et à finir sur la valeur inconnue
2. Multiplier les deux premières valeurs de la croix et diviser par la troisième
3. Conclure

Exemple :

3 mg du médicament correspond à 5 mL
A combien équivaut 2 mg en mL ?

1. Dessiner une croix de façon à passer sur tous les nombres et à finir sur la valeur inconnue

Quantité	3 mg	2 mg
Volume	5 mL	?

2. Multiplier les deux premières valeurs de la croix et diviser par la troisième

$$? = \frac{(5 \times 2)}{3}$$

3. Conclure

$$? = 3{,}33 \text{ mL}$$

1. Division des deux données d'unités différentes
2. Multiplication de cette proportion par la troisièm valeur

Exemple
3 mg du médicament correspond à 5 mL
A combien équivaut 2 mg en mL ?

1. Division des deux données d'unités différentes

$$\frac{5\ \text{mL}}{3\ \text{mg}} = 1{,}66\ \text{mL/mg}$$

2. Multiplication de cette proportion par la troisièm valeur

$$? = 1{,}66 \times 2$$
$$? = 3{,}33\ \text{mL}$$

EQUIVALENCE GOUTTE/ML

1 mL = 20 gouttes

Combien de goutte/minutes ?

Durée / Volume	30 min	1 h	2 h
50 mL	33	17	8
100 mL	66	33	17
200 mL	166	83	42

Durée / Volume	12 h	24 h
1 000 mL	28	14
500 mL	14	7

CONVERSIO

Unités	Equivalences
Kilo	1 000
Hecto	100
Déca	10
Unité	1
Déci	0,1
Centi	0,01
Milli	0,001
Micro	0,00 001

CHIFFRES ROMAIN

Chiffres	Equivalents romains
1	I
2	II
3	III
4	IV
5	V
6	VI
7	VII
8	VIII
9	IX
10	X
50	L
100	C
500	D

DEFIBRILLATEUR

Matériel	• Un défibrillateur semi-automatique ou manuel • Gel conducteur • Chariot d'urgence • Matériel d'oxygénation
Technique	• Vérifier le fonctionnement du défibrillateur • Défibrillation en urgence : - Défibrillateur semi-automatique : il permet l'analyse automatique de l'ECG et le chargement automatique de l'appareil si l'ECG est positif - Défibrillateur manuel (son utilisation nécessite la présence d'un médecin) : → Allonger le patient → Commencer un massage cardiaque externe → Brancher les électrodes du patient sur le scope du défibrillateur → Enregistrer un électrocardiogramme → Vérifier l'absence de contact entre le patient et des objets métalliques → Enduire les électrodes ou palettes de pâte conductrice → Tenir les électrodes éloignées

	→ Sélectionner l'énergie demandée par le médecin → Appliquer une palette au milieu du thorax sous la clavicule droite et l'autre en dessous du mamelon gauche → Rappeler à chacun de se tenir éloigné et de ne toucher ni au patient ni au lit → L'opérateur délivre le choc → Enregistrement sur le scope

Notes personnelles :

CATHETER VEINEUX PERIPHERIQUE

Matériel	Préparation : • Plateau, haricot, container à aiguilles • Seringues et pompeuses • Soluté + électrolytes • Tubulure avec prise d'air • Compresses non stériles • Antiseptique Pose de la perfusion : • Plateau, haricot, pied et panier à sérum • Perfusion, tubulure purgée, prolongateur • Robinet à 3 voies, boîtier de protection • Cathéters courts, compresses stériles • Antiseptique, pansement occlusif transparent • Garrot, rasoir, sparadrap, attache, protection
Technique	Préparation de la perfusion : • Vérifier dates de péremption et intégrité du matériel, étiqueter le flacon • Oter capsule de protection, lavage antiseptique des mains • Désinfecter le bouchon du flacon et des médicaments • Rompre le vide avec une prise d'air munie d'un filtre

	• Introduire dans le soluté les médicaments et vérifier la limpidité de la solution • Effectuer la mise en place de la perfusion dans l'heure qui suit <u>Pose de la voie d'abord :</u> • Pratiquer un lavage antiseptique des mains • Nettoyer largement la zone de pose au savon et rincer à l'eau • Désinfecter largement le site de ponction : Bétadine® scrub, eau stérile, Bétadine® dermique • Mettre des gants (obligatoire) • Repérer la veine, introduire le cathéter dans la veine • Retirer le mandrin et le mettre immédiatement dans le container • Brancher la perfusion et fixer la tubulure avec un ruban adhésif • Recouvrir le point de ponction d'un pansement occlusif transparent • Vérifier le retour veineux et régler le débit <u>Ablation :</u> • Pratiquer un lavage simple des mains et mettre des gants • Retirer le dispositif de perfusion

	• Appliquer un tampon imbibé d'antiseptique au point de ponction et mettre un pansement (éviter l'alcool qui provoque une vasodilatation locale) • Evacuer le cathéter dans le container • Eliminer le dispositif de perfusion dans le sac à déchets (flacon en verre -> container adapté)
Surveillance	<u>Contrôler pluriquotidiennement :</u> • L'existence d'un débit et d'un reflux sanguin net • L'absence de signes inflammatoires locaux et infectieux généraux (fièvre, frissons...) • Ne jamais toucher la ligne veineuse sans lavage des mains • Limiter les manipulations de la ligne veineuse surtout au point de ponction • Complications : retirer le cathéter et prévenir le médecin dans tous les cas : veinites et lymphangites, phlyctène ou nécrose sous-cutanée, thrombose veineuse, phlébites suppurées. Dans certains cas, il faudra conserver l'embout retiré pour analyse bactériologique en laboratoire

Notes personnelles :

PRELEVEMENT SANGUIN

Matériel	<u>Plateau décontaminé contenant :</u> • Des gants (non stériles) • Un corps de pompe • Des aiguilles spécifiques (deux), un garrot décontaminé • Des compresses non stériles : 1 sèche, 1 avec de l'antiseptique • Du sparadrap ou pansement • Des tubes récepteurs
Technique	1) Lavage hygiénique des mains (au savon doux, pas d'antiseptique) 2) Mettre les **gants** 3) Réaliser la vasodilatation veineuse : • Fixer le garrot à environ 5-15 cm au-dessus du point de ponction, en général au-dessus du pli du coude. Le garrot doit être suffisamment serré pour arrêter le retour veineux, sans toutefois bloquer la circulation artérielle. Lorsque le garrot est trop serré, le pouls radial n'est plus palpable • Si la veine n'apparaît pas rapidement, demander à la personne de serrer le poing puis desserrer ; ou alors, tapoter le site (où vous prévoyez de faire le prélèvement) ; ou placer le bras en

position déclive… Il faut bien choisir le point de ponction (veine dilatée, bien palpable)

4) **Aseptiser le point de ponction** à l'aide de la compresse imbibée d'antiseptique Partir du point de ponction et remonter sur une surface large

5) **Positionnement de l'aiguille** pour faire le prélèvement :

- Adapter l'aiguille sur le corps de pompe
- Enlever le capuchon protecteur de l'aiguille
- Prendre le corps de pompe en s'assurant que le biseau de l'aiguille soit tourné vers le haut (pour faciliter le passage du sang)
- Tenir le bras avec la main libre et stabiliser la veine avec le pouce à environ 5 cm en bas du site de ponction
- Positionner l'aiguille à un angle de 30 à 45° par rapport à la veine, dans le sens de circulation veineuse

6) **Piquer**

7) Tenir le corps de pompe avec une main et adapter chaque tube avec l'autre main, les uns après les autres. Ensuite, mobiliser délicatement chacun d'eux afin d'homogénéiser le sang avec les additifs

	8) **Retirer le garrot** 9) **Dépiquer**. Avec la compresse imbibée d'antiseptique, protéger le point de ponction lorsque vous retirez l'aiguille. Prendre la compresse sèche et comprimer le point de ponction. Mettre un sparadrap ou un pansement 10) S'assurer du confort de la personne 11) **Décontaminer** le matériel et le ranger 12) **Lavage hygiénique des mains (sauf en cas de BMR ou contamination, lavage antiseptique)** 13) **Envoyer les tubes** au laboratoire après vérification de l'identification
Surveillance	Surveillance du point de ponction : l'apparition d'un hématome est possible, notamment si la compression manuelle a été succincte, et ce d'autant plus si le patient est sous anticoagulant, anti-agrégant plaquettaire ou AVK

Notes personnelles :

INJECTION INTRADERMIQUE

Matériel	Plateau décontaminé contenant : • Des gants (non stériles) • Des aiguilles spécifiques (deux) • Des compresses non stériles : 1 sèche, 1 avec de l'antiseptique • Du sparadrap ou pansement • Des tubes récepteurs
Technique	• Aseptiser la peau • L'injection est faite sur la face antérieure (interne) de l'avant-bras ou à la face externe du bras ou sur la cuisse • L'aiguille est introduite tangentiellement à la peau et doit rester en superficie, le biseau tourné vers le haut • Injecter le produit • Lors de l'injection, la peau se soulève et forme une papule signant la réussite de l'injection intradermique • On utilise ce type d'injection pour la recherche de réaction allergique et test de désensibilisation
Surveillance	Le test doit réaliser une petite papule qui disparaît ensuite en quelques heures.

Notes personnelles :

INJECTION INTRAMUSCULAIRE

Matériel	• Sortir le matériel adapté et les produits nécessaires à l'injection, en tenant compte des dates de péremption • Vérifier l'intégrité du pack et la limpidité du produit • 1 plateau non stérile décontaminé • 1 seringue • 1 trocart à prélèvement et une aiguille à injection • Le médicament • L'antiseptique • Un réniforme • Coton • Container à aiguilles
Technique	• Lavage hygiénique des mains • Disposer le matériel dans le plateau et se munir de 2 cotons (ou 3 si ampoule) • Si flacon à bouchon, mettre de l'alcool en contact direct (2 mn) ou Bétadine® (1 mn) ou solution polyvalente • Peler le sachet de la seringue • Peler l'emballage de l'aiguille et la sortir • Emboutir l'aiguille à la seringue sans dessertir son capuchon

	• Déposer la seringue ainsi montée sur son papier d'emballage pelé • Préparer le médicament : tamponner l'excès d'alcool avec un coton légèrement imbibé si flacon à boucho et/ou désinfecter et ouvrir l'ampoule • Prélever le contenu du flacon ou de l'ampoule • Chasser l'air de la seringue, sans purger • Disposer la seringue montée sur le papier d'emballage • Peler l'emballage de l'aiguille à injection • Inter changer les aiguilles • Jeter le trocart dans le container • Purger l'aiguille dans la salle de soins • Lavage hygiénique des mains • Vérifier le contenu du plateau • Se rendre au lit de la personne soignée • Aseptiser largement avec un coton alcoolisé. Visualiser le site d'injection : il s'agit du quart supéro-externe de la fesse • Prévenir la personne. Piquer en tendant la peau entre le pouce et l'index, seringue montée • Aspirer, pour éviter d'injecter dans un vaisseau. S'il revient du sang, repréparer le tout (si simple filet de sang, changement de plan)

	• Injecter le produit lentement. Prendre connaissance du ressenti de la personne • Déprimer la peau avec le coton, puis enlever la seringue montée • Ne pas recapuchonner • Avec un coton sec, masser légèrement pour faciliter la diffusion, l'hémostase et afin de contrôler le point de ponction • Réinstaller la personne, son environnement • Décontamination du matériel et rangement • Lavage hygiénique des mains • Noter le soin et les observations si nécessaires
Surveillance	Surveillance du point de ponction (apparition d'un hématome, de signes infectieux), évaluation de la douleur, de l'efficacité du traitement.

Notes personnelles :

Notes personnelles :

INJECTION SOUS-CUTANEE

Matériel	• Sortir le matériel adapté et les produits nécessaires à l'injection, en tenant compte des dates de péremption • Vérifier l'intégrité du pack et la limpidité du produit • 1 plateau non stérile décontaminé • 1 seringue • 1 trocart à prélèvement et une aiguille à injection spécifique • Le médicament • L'antiseptique • Un réniforme • Coton • Container à aiguilles
Technique	• Lavage hygiénique des mains • Disposer le matériel dans le plateau et se munir de 2 cotons (ou 3 si ampoule) • Si flacon à bouchon, mettre de l'alcool en contact direct (2 mn) ou Bétadine® (1 mn) ou solution polyvalente • Peler le sachet de la seringue • Peler l'emballage de l'aiguille et la sortir • Emboutir l'aiguille à la seringue sans dessertir son capuchon • Déposer la seringue ainsi montée sur son papier d'emballage pelé

- Préparer le médicament : tamponner l'excès d'alcool avec un coton légèrement imbibé si flacon à bouchon et/ou désinfecter et ouvrir l'ampoule
- Prélever le contenu du flacon ou de l'ampoule
- Le capuchon doit être déposé à l'intérieur de l'emballage de la seringue (extrémité ouverte)
- Chasser l'air de la seringue, sans purger
- Disposer la seringue montée sur le papier d'emballage
- Peler l'emballage de l'aiguille à injection
- Inter changer les aiguilles
- Jeter le trocart dans le container
- Purger l'aiguille dans la salle de soins
- Lavage hygiénique des mains
- Vérifier le contenu du plateau
- Se rendre au lit de la personne soignée
- Aseptiser la peau avec un coton imbibé d'alcool
- Réaliser un pli cutané
- Introduire l'aiguille dans un angle de 45°. L'aiguille est introduite obliquement sous la peau
- Injecter dans le sens de la circulation veineuse
- Relâcher le pli cutané
- Retirer la seringue montée et masser légèrement

	• Si l'aiguille est courte, on pique à 90° par rapport au plan cutané. L'injection doit en effet être sous-cutanée (dans l'hypoderme). Réinstaller la personne, son environnement • Décontamination du matériel et rangement • Lavage hygiénique des mains • Noter le soin et les observations si nécessaires
Surveillance	Surveillance du point de ponction, évaluation de la douleur, de l'efficacité du traitement.

Notes personnelles :

Notes personnelles :

Matériel	• Matériel nécessaire au lavage antiseptique des mains • Plateau nettoyé décontaminé • Tubulure de perfusion : 1 par 24 h. Par produit utilisé • Robinets à 3 voies ou rampes multivoies • Une protection stérile pour rampe à perfusion • Adaptateurs de débit type « Dialaflow » • Trocart + seringue pour prélèvement • Compresses stériles • Réniforme • Container pour évacuation des aiguilles • Solution antiseptique : Bétadine®, alcool • Soluté, ions, médicament selon prescription médicale • Tondeuse pour dépilation • Protection • Gants stériles • Pied à perfusion
Technique	• Vérifier les dates de péremption et l'intégrité de tout le matériel utilisé • Préparer l'étiquetage du flacon : - Identité du patient - Débit de la perfusion => calculer le débit en se rappelant que

	1 mL = 20 gouttes, ou 1 mL = 15 gouttes s'il s'agit de PSL) - Horaire de la perfusion • Lavage antiseptique des mains • Enlever les capsules de protection des différents flacons utilisés • Désinfecter à l'alcool la surface du flacon du médicament à ajouter : laisser en contact 1 minute (circulaire n° 377 du 13 juin 1967) • Préparer les seringues d'ajouts ou flacons de poudre + capuchons de transfert • Ouvrir l'emballage de façon à le conserver tel un champ stérile où se retrouve posée la poche à perfuser • Pour procéder à l'injection des ajouts ioniques et médicamenteux : saisir le site d'injection entre pouce et index, piquer, injecter • Si plusieurs injections sont nécessaires, il faudra avant la 2ème injection et les suivantes, décontaminer le site, celui-ci n'étant alors plus stérile • Immédiatement après : mise en place du perfuseur : - Ouvrir l'emballage du perfuseur - Clamper la tubulure - Enlever le capuchon protecteur de la fiche perforante

	- Introduire la fiche perforante par un mouvement de vissage • Purger la tubulure : - Remplir à moitié la chambre compte-gouttes en appuyant sur celle-ci - Purger le reste de la tubulure • Mise en place immédiate de la perfusion • Lavage hygiénique des mains • Transmissions
Surveillance	• Surveillance du débit • Surveillance de la chambre compte-gouttes • Surveillance de la tubulure (bouchée, coudée, sang dans la tubulure) • Surveillance du flacon (niveau de remplissage) • Surveillance et détection systématique des signes : - Surveillance du point de ponction : rougeur, douleur, gonflement, induration veineuse. Le cathéter doit, en tout état de cause, être changé toutes les 72 heures - Surveillance de la présence d'un retour sanguin lorsque la perfusion est placée en déclive - Surveillance de l'état du pansement - Surveillance du bras perfusé • Surveillance de la température et des signes généraux inflammatoires

Matériel	• Sonde gastrique de diamètre adapté selon l'indication • Matériel pour fixer la sonde : ruban adhésif • Gants non stériles • Compresses non stériles • Protection imperméable • Haricot • Mouchoir en papier • Lubrifiant pour faciliter le passage de la sonde • Seringue de 50 mL à gros embout • Stéthoscope • Sachet de recueil si drainage libre ou matériel d'aspiration murale si aspiration (sur prescription)
Technique	• Poser à distance du dernier repas • Demander au patient de se moucher pour éviter l'obstruction de la sonde à son introduction • Enlever la prothèse dentaire si besoin • Installation 1/2 assis ou assis, menton sur la poitrine afin de dégager le carrefour aérodigestif • Lavage simple des mains • Mettre les gants

	• Demander au patient de respirer calmement en bouchant une narine puis l'autre afin de déterminer la narine la plus perméable • Observer et palper l'abdomen du patient afin de comparer le degré de distension abdominale avant et après la pose de la sonde • Estimer la longueur d'introduction de la sonde (placer la sonde de l'extrémité du nez jusqu'au bout du lobe de l'oreille, puis ensuite du lobe de l'oreille jusqu'à la hauteur de l'appendice xiphoïde. Marquer la longueur avec un morceau de ruban adhésif ou à l'aide d'un feutre ou repérer les 3 traits correspondant à la longueur moyenne indiqués sur la sonde) • Introduire (environ 15 cm) la sonde lubrifiée (à l'aide des compresses) par une narine • Demander au patient de déglutir tout en poussant la sonde jusqu'à la longueur prévue. Une résistance est possible et il faut alors pousser la sonde en se synchronisant avec une déglutition du patient • Si le patient commence à tousser, à avoir des hauts de cœur ou à étouffer, stopper la progression de la sonde car elle est peut-être située dans la bronche ou entortillée dans l'arrière gorge

	• Vérifier provisoirement le bon emplacement de la sonde par un test à la seringue : injecter une seringue de gavage d'air dans la sonde tout en écoutant le creux gastrique au stéthoscope. La présence d'un gargouillis net signe le bon positionnement • Demander au patient de parler, celui-ci sera incapable de parler si la sonde a traversé les cordes vocales • Fixer la sonde à l'aide d'un ruban adhésif placé sur le nez • Contrôle radiologique obligatoire si branchement d'une alimentation • Raccorder la sonde au sac collecteur ou à l'aspiration murale • Exceptionnellement, la sonde sera placée par voie buccale (chez les patients intubés). Prendre la précaution d'introduire dans la bouche une canule de Guédel afin d'éviter la morsure de la sonde • Une marque indélébile sera appliquée sur la sonde à 2 cm de l'aile du nez. Il s'agit d'un des moyens de vérification du bon positionnement de la sonde
Surveillance	Il convient de surveiller pluriquotidiennement : • Le bon positionnement de la sonde

	• L'état des ailes du nez et changer régulièrement l'emplacement d'attache afin d'éviter la formation d'une escarre • La qualité et la quantité du liquide recueilli. Penser à compenser selon la prescription médicale

Notes personnelles :

Notes personnelles :

ASPIRATION BRONCHIQUE

Matériel	• 2 tuyaux en caoutchouc • Manomètre de dépression branché au vide mural • Coupe vide • Bocal avec système jetable de recueil des sécrétions • Sondes d'aspirations jetables et stériles • Compresses non stériles • Gants vinyl ou latex non stériles • Monodoses de bicarbonate à 1,4 % ou de sérum physiologique d'instillation • Un flacon de bicarbonate (ou chlorure de Na à 0,9 %) contenant une solution désinfectante bétadinée qui sert au rinçage du tuyau d'aspiration
Technique	• Lavage hygiénique des mains avant l'aspiration • Préparation du matériel • Port des gants jetables stériles ou non stériles • Gants stériles, sur-blouses ou blouses stériles jetables, masque, charlotte et lunettes de protection... selon le protocole du service et/ou le statut infectieux du patient

	• Avertir le patient si possible • Mettre le respirateur hors alarme et en O_2 pur « touche 100 % O_2 » • Prévoir une instillation éventuelle avec une monodose de bicarbonate à 1,4 % ou de sérum physiologique • Vérifier les dates de péremption de tous les matériaux consommables • Vérifier la fonctionnalité de l'aspiration • Surveiller la saturation et l'état clinique du patient avant, pendant et après l'aspiration trachéale • Adapter une sonde stérile à la pince stop-vide • Descendre la sonde avec douceur dans la trachée de 30 à 35 cm, en arrêtant la dépression • Quand la sonde est en butée, ne pas forcer la progression. En cas de progression difficile de la sonde à travers la canule d'intubation, il peut être nécessaire de lubrifier la sonde (silicone) • L'aspiration trachéale est réalisée de la même manière au travers d'un orifice de trachéotomie ou d'une sonde d'intubation • Aspirer tout en retirant la sonde d'aspiration en lui faisant faire de petits mouvements de rotation pour éviter l'effet ventouse et permettre la progression des sécrétions dans les

	tuyaux. Au travers de la sonde, on peut apprécier la composition des aspirations (mucus, pus, liquide de fausses-routes, sang...) • Essuyer la sonde avec une compresse • En cas d'instillation, reventiler le patient quelques secondes avant l'aspiration • En cas de patient très hypoxique, la FiO_2 doit être réglée à 100 % quelques minutes avant l'aspiration qui peut parfois être réalisée à travers un raccord de Bodaï. Après l'aspiration et si la tolérance du geste est satisfaisante, la FiO_2 est remise à son niveau habituel • Ce geste doit être fait 1 fois dans la bronche droite en faisant tourner la tête du malade à gauche, 1 fois dans la bronche gauche en faisant tourner la tête du malade à droite • Jeter la sonde et rincer le système d'aspiration avec la solution désinfectante • Lavage des mains selon protocole du service
Surveillance	La surveillance se fera essentiellement sur l'aspect clinique du patient : cyanose, coloration des téguments, saturation, respiration claire ou toujours encombrée, etc...

Notes personnelles :

Matériel	Pour la toilette génitale externe : • Eau • Savon type de Marseille • Gant de toilette et serviette propre • Gants jetables • Nécessaire pour le lavage des mains (savon liquide et feuille papier essuyage) **Pour la toilette dite stérile :** • Gants stériles • Un sachet de compresses stériles • Antiseptique : Dakin® (conditionné de moins de 5 jours) ou Bétadine® gynécologique ou Hibitane® (chlorhexidine) **Pour le sondage :** • Une sonde stérile système clos • Un set stérile ou ensemble de matériel stérile • Une paire de gants stériles • Champ stérile troué • Une seringue de 10 mL • Une ampoule d'eau PPI ou de SSI de 10 mL ou plus, selon la contenance du ballonnet de la sonde

	• Un tube de gel xylocaïne (sur prescription) ou une ampoule de vaseline
Technique	• Installer le patient en décubitus dorsal, et pour la femme en position gynécologique • Faire un lavage simple des mains • Rassembler le matériel pour la toilette simple • Réaliser la toilette simple puis antiseptique, jambes fléchies et écartées • Faire un lavage antiseptique des mains • Préparer le matériel : - Ouvrir le sachet - La xylocaïne ou la vaseline, les compresses, la seringue remplie - Mettre des gants à usage unique stérile - Lubrifier la sonde à l'aide d'une compresse préalablement enduite du lubrifiant - Adapter la sonde et le collecteur s'il ne s'agit pas du système clos (par une aide, le collecteur n'étant pas stérile dans ce cas) - Disposer le champ stérile troué • **Pour les femmes :** - Ecarter les grandes lèvres d'une main et enfoncer la sonde délicatement de l'autre après avoir repéré le méat urinaire

	- Quand présence d'urine : gonfler le ballonnet avec une seringue stérile contenant 10 mL ou plus d'eau stérile et effectuer une légère traction pour s'assurer de l'amarrage de la sonde • **Pour les hommes :** - Saisir la verge d'une main : elle doit être horizontale lors de l'introduction de la sonde - Lorsque l'on sent une certaine résistance, tendre la verge à la verticale pour effacer la courbure naturelle de l'urètre puis faire progresser la sonde doucement - Quand présence d'urine : gonfler le ballonnet avec une seringue stérile contenant 10 mL ou plus d'eau stérile et effectuer une légère traction pour s'assurer de l'amarrage de la sonde - Après le sondage, recaloter le gland • Enlever les gants • Fixer la sonde pour éviter les tractions et mettre le sac collecteur sur son support. Pas de contact avec le sol • Réinstaller le patient • Nettoyer et ranger le matériel • Faire un lavage simple des mains • Réaliser les transmissions

Surveillance & complications	Surveillance de la diurèse, de la qualité et de la quantité des urines (couleur, odeur, quantité…) Surveillance des signes généraux infectie A noter que de plus en plus d'établissemen intègrent à leurs protocole la réalisation d'un ECBU conjointement au sondage urinaire Complications : • Fausse-route par introduction de la sonde dans le vagin : il faut impérativement changer de matériel • Obstacle à la progression de la sonde (prostate ou autre) : ne pas forcer, aider le patient à se détendre et renouveler l'opération à l'aide d'une sonde de diamètre plus petit et, si l'incident persiste, ne pas insister et prévenir le médecin • Hémorragie au cours du sondage par lésion de l'urètre chez l'homme ou après vidange trop rapide de la vessie lors d'une rétention d'urine : procéder à une vidange par étapes • Absence d'urine liée à l'obstruction de la sonde ou à une vessie vide • Paraphimosis (étranglement du gland par le collet préputial trop étroit, lorsque ce dernier a été ramené en arrière de la couronne) survenant lors d'une pose

	longue et difficile de la sonde ou après rétraction du prépuce. Vérifier régulièrement la position du prépuce • Lésion traumatique ou inflammation de l'urètre ou de la prostate, irritation de la muqueuse vésicale, voire ulcération du méat • Douleurs lors de l'introduction de la sonde • Fuites d'urine autour de la sonde au niveau du méat, dues à une obstruction de la sonde, un ballonnet insuffisamment gonflé, une sonde de diamètre trop petit ou trop large en cas de béance du sphincter • Infection liée à une faute d'asepsie lors de la mise en place de la sonde ou à un non-respect des principes du système fermé et/ou à des manipulations sans précaution d'asepsie

Notes personnelles :

Notes personnelles :

PANSEMENT SEPTIQUE

Matériel	• Pulvérisateur avec détergeant • Papier essuyage • Poche poubelle et sparadrap • 1 champ stérile et/ou un ABSORBEX en fonction des besoins • 1 set à pansement • Paquet de compresses stériles • MEFIX ou pansement stérile adapté à la plaie • Antiseptique : BETADINE® ou CHLORHEXIDINE • 1 gant de vilain • 1 paire de gants stériles jetables • Divers selon prescription
Technique	Préparation : • Se laver les mains : lavage antiseptique • Allumer la présence et tirer le rideau • Installer le patient • Décontaminer l'adaptable et fixer la poche poubelle • Installer le set à pansement, les compresses, l'antiseptique Déroulement : • Enlever le pansement sale avec le gant de vilain, jeter le tout dans la poubelle préalablement installée

	• Mettre la protection : champ stérile ou ABSORBEX • Effectuer une antisepsie des mains, puis ouvrir le set et mettre les gants • Procéder au nettoyage large de la plaie de l'intérieur vers l'extérieur (selon protocole BETADINE® OU CHLORHEXIDINE = SEPTEAL®) • Refermer selon le protocole prescrit • Retirer les gants • Ré installer le patient et lui mettre à porter de main : eau, téléphone, sonnette, livre • Evacuer le matériel et les déchets dans les pièces réservées à cet effet (déchets à laverie) • Se laver les mains (de manière antiseptique car pansement septique) • Signer le soin et noter son évaluation dans le dossier de soins du patient
Surveillance	• Température • Douleur, odeur • Aspect de la plaie : écoulement, adhérence, étanchéité

GAZOMETRIE ARTERIELLE

Matériel	• Plateau propre et désinfecté • Gants stériles à usage unique • Nécessaire à rasage si besoin • Crème anesthésique si besoin (Emla®) • Antiseptiques (Bétadine®, chorhexidine) • Matériel stérile : - Aiguille intraveineuse - Seringue à usage unique de 3 mL pré-héparinée - Compresses stériles • Ruban adhésif • Container à aiguilles • Etiquettes, bon de laboratoire du prélèvement avec les renseignements cliniques • Sachet et glace pour le transport • Poubelle
Technique	Si le patient est placé sous oxygénothérapie normobare et que la prescription précise gazométrie en air ambiant, il faut arrêter l'oxygénothérapie 15 à 20 minutes avant la réalisation de l'acte. Faire le test d'Allen : • Demander au patient de mettre le bras à ponctionner à la verticale • Comprimer les artères radiales et cubitales jusqu'à obtenir un

blanchiment net de la main, signifiant que celle-ci s'est vidée de son sang pa retour veineux

- Abaisser le bras en ne relâchant que l compression de l'artère cubitale
- Si le bras se recolore rapidement, cela signifie que l'artère cubitale est capabl de prendre le relais de la perfusion de la main en cas de complication (thrombus, spasme ou hématome compressif) sur l'artère radiale

Ponction :

- Lavage des mains au savon antiseptique
- Préparer le matériel sur le plateau
- Asepsie de la zone à ponctionner
- Mettre les gants
- Repérer l'artère radiale (poignet du patient tendu et en hyper extension)
- Percevoir l'artère
- Ponctionner avec un angle de 45°, la pointe de l'aiguille face au courant artériel, de façon progressive, jusqu'à apparition du sang dans la seringue
- Le sang doit être rouge et monter rapidement dans la seringue
- Prélever 2 à 3 mL de sang
- Retirer l'aiguille
- Comprimer immédiatement l'artère pendant 5 min à l'aide d'une compresse imbibée d'antiseptique

	• Avec l'autre main, planter l'aiguille dans le morceau de caoutchouc prévu à cet effet • Poser un pansement compressif sur l'artère • Préparer la seringue dans un sachet avec de la glace et avec le bon de laboratoire • Se laver les mains • Transmissions et transport de la seringue au labo immédiatement
Surveillance	La surveillance du point de ponction est primordiale : en effet, il s'agit d'une brèche artérielle avec un important risque d'hématome compressif

Notes personnelles :

Notes personnelles :

RESPIRER

- Dégagement inefficace des voies respiratoires
- Incapacité de maintenir une respiration spontanée
- Intolérance au sevrage de la ventilation assistée
- Mode de respiration inefficace
- Perturbation des échanges gazeux
- Risque élevé de suffocation

BOIRE ET MANGER

- Allaitement maternel efficace
- Allaitement maternel inefficace
- Allaitement maternel interrompu
- Déficit de volume liquidien (déshydratation)
- Déficit nutritionnel
- Excès de volume liquidien (œdème)
- Excès nutritionnel
- Incapacité (partielle ou totale) d'avaler
- Incapacité (partielle ou totale) de s'alimenter
- Mode d'alimentation inefficace chez le nourrisson
- Risque élevé d'aspiration (fausse-route)
- Risque élevé de déficit de volume liquidien (déshydratation)
- Risque élevé d'excès nutritionnel

ELIMINE

- Altération de l'élimination urinaire
- Constipation
- Constipation colique
- Diarrhée
- Incapacité (partielle ou totale) d'utiliser les toilettes
- Incontinence fécale
- Incontinence urinaire à l'effort
- Incontinence urinaire fonctionnelle
- Incontinence urinaire par réduction du temps d'alerte
- Incontinence urinaire réflexe
- Incontinence urinaire vraie (totale)
- Pseudo-constipation
- Rétention urinaire

SE MOUVOIR ET MAINTENIR UNE BONN POSTUR

- Altération de la mobilité physique
- Diminution de l'irrigation tissulaire (préciser : cardio-pulmonaire, cérébrale, gastro-intestinale, périphérique, rénale)
- Diminution du débit cardiaque
- Intolérance à l'activité
- Risque élevé de dysfonctionnement neurovasculaire périphérique
- Risque élevé de syndrome d'immobilité
- Risque élevé d'intolérance à l'activité

DORMIR ET SE REPOSER

- Fatigue
- Perturbation des habitudes de sommeil

SE VETIR ET SE DEVETIR

- Incapacité (partielle ou totale) de se vêtir et de soigner son apparence

MAINTENIR LA TEMPERATURE DU CORPS DANS LES LIMITES DE LA NORMALE

- Hyperthermie
- Hypothermie
- Risque élevé d'altération de la température corporelle
- Thermorégulation inefficace

ETRE PROPRE ET SOIGNE, ET PROTEGER SES TEGUMENTS

- Atteinte à l'intégrité de la muqueuse buccale
- Atteinte à l'intégrité de la peau
- Atteinte à l'intégrité des tissus
- Incapacité (partielle ou totale) de se laver et d'effectuer ses soins d'hygiène
- Risque élevé d'atteinte à l'intégrité de la peau

- Altération des mécanismes de protection
- Altération des opérations de la pensée
- Anxiété marquée/extrême
- Anxiété modérée
- Chagrin (deuil) dysfonctionnel
- Chagrin (deuil) par anticipation
- Confusion aiguë
- Confusion chronique
- Déni non constructif
- Désorganisation comportementale chez le nourrisson
- Difficulté à se maintenir en santé
- Diminution de la capacité adaptative intracrânienne
- Douleur aiguë
- Douleur chronique
- Dysréflexie
- Gestion inefficace du programme thérapeutique (prise en charge inefficace du programme thérapeutique)
- Gestion inefficace du programme thérapeutique par la collectivité (prise en charge inefficace du programme thérapeutique par la collectivité)
- Gestion inefficace du programme thérapeutique par la famille (prise en charge inefficace du programme thérapeutique par la famille)
- Gestion inefficace du programme thérapeutique par l'individu (prise en charge inefficace du programme thérapeutique par l'individu)

- Incapacité de s'adapter à un changement dans l'état de santé
- Négligence de l'hémicorps (droit ou gauche)
- Non-observance (préciser)
- Organisation comportementale chez le nourrisson
- Perturbation chronique de l'estime de soi
- Perturbation de la croissance et du développement
- Perturbation de l'estime de soi
- Perturbation de l'identité personnelle
- Perturbation de l'image corporelle
- Perturbation du champ énergétique
- Perturbation situationnelle de l'estime de soi
- Peur
- Réaction post-traumatique
- Recherche d'un meilleur niveau de santé (préciser les comportements)
- Risque élevé d'accident
- Risque élevé d'automutilation
- Risque élevé de blessure en période péri-opératoire
- Risque élevé de désorganisation comportementale chez le nourrisson
- Risque élevé de trauma
- Risque élevé de violence envers soi ou envers les autres
- Risque élevé d'infection
- Risque élevé d'intoxication
- Syndrome d'interprétation erronée de l'environnement

COMMUNIQUER AVEC SES SEMBLABLE

- Altération de la communication verbale
- Altération de la perception sensorielle (préciser auditive, gustative, kinesthésique, olfactive, tactile, visuelle)
- Dysfonctionnement sexuel
- Isolement social
- Perturbation de la sexualité
- Perturbation des interactions sociales
- Risque de sentiment de solitude
- Syndrome du traumatisme de viol
- Syndrome du traumatisme de viol : réaction mixte
- Syndrome du traumatisme de viol : réaction silencieuse

AGIR SELON SES CROYANCES E SES VALEUR

- Bien-être spirituel : actualisation potentielle
- Détresse spirituelle
- Perte d'espoir
- Sentiment d'impuissance

S'OCCUPER EN VUE DE SE REALISEF

- Conflit décisionnel
- Conflit face au rôle parental

- Difficulté dans l'exercice du rôle d'« aidant » naturel (défaillance de l'entourage dans l'exercice du rôle de soignant)
- Incapacité d'organiser et d'entretenir le domicile
- Perturbation dans l'exercice du rôle
- Perturbation dans l'exercice du rôle parental
- Perturbation de la dynamique familiale
- Perturbation de la dynamique familiale : alcoolisme
- Risque élevé de difficulté dans l'exercice du rôle d'« aidant » naturel (risque élevé de défaillance de l'entourage dans l'exercice du rôle de soignant)
- Risque élevé de perturbation dans l'exercice du rôle parental
- Risque élevé de perturbation de l'attachement parent-enfant
- Stratégies d'adaptation défensives
- Stratégies d'adaptation familiale efficaces (potentiel de croissance)
- Stratégies d'adaptation familiale inefficaces (absence de soutien)
- Stratégies d'adaptation familiale inefficaces (soutien compromis)
- Stratégies d'adaptation individuelle inefficaces
- Stratégies d'adaptation inefficaces d'une collectivité
- Syndrome de déracinement (syndrome d'inadaptation à un changement de milieu)
- Troubles de la mémoire

SE RECREE

- Manque de loisirs

APPRENDR

- Manque de connaissances

Notes personnelles :

DIAGNOSTIC DE PATHOLOGIES VITALES

MALAISE

Définition	Episode aigu, régressif caractérisé par un trouble de la conscience ou de la vigilance avec ou sans hypotonie, parfois accompagné d'une chute.
Etiologie	• Malaise vagal • Hypotension orthostatique • Hypoglycémie • Intoxication éthylique • Intoxication au monoxyde de carbone • Cause cardiaque • Crises convulsives
Examens Complémentaires	• ECG systématique • Biologie : - Glycémie capillaire systématique - Ionogramme sanguin - Alcoolémie - Dosage de HbCO - Dosage des médicaments : surdosage, sous-dosage (ex. : traitement antiépileptique)

	• Imagerie : - Explorations cardiaques : échographie cardiaque, holter, épreuve d'effort - Electroencéphalogramme, scanner cérébral si 1er épisode ou crise convulsive sans étiologie • Test d'inclinaison : reproduit le malaise dû à une baisse de tension

Notes personnelles :

	Cardiologie	Neurologie	Vaso-vagal	Hypotension orthostatique	Ivresse aiguë	Psy	Hypoglycémie
Anamnèse	-PC brusque (début et fin) -Durée < 5 mn -Pâleur per-critique -ATCD cardiovasculaire -Survenue à l'effort -Existence de douleurs thoracique, dyspnée	-Mouvement tonico-clonique -Déficit, confusion, cyanose post-critique -Facteurs favorisants : alcool, fatigue, stimulation lumineuse -Accompagné d'une morsure de la langue et d'une perte d'urine	-Circonstances déclenchantes : chaleur, confinement, douleur -Prodrome -Récupération post-critique +/- longue -Patient jeune -ATCD de ce type de malaise	-ATCD médicaux : traitement antihypertenseur survenu lors du passage coucher à debout	-ATCD alcoolique chronique	-Diagnostic d'élimination -Existence d'un stress ou d'un événement déclenchant -ATCD psy	-Patient diabétique sous traitement, hypoglycémiant

Clinique	-Cardiologie : TA, FC, auscultation (souffle, arythmie)	Neurologie : conscience, signes déficitaires, pupilles	-Pas d'anomalie -Asthénie générale	-Epreuve d'orthostatisme positive : TA couchée, puis debout pendant 5 mn. Test + si la différence ≥ 30 mmHg de TA systolique	-Haleine énolique -Signes de traumatismes, d'imprégnation d'alcoolisme chronique -Examen neurologique : conscience, signe neurologique centro-périphérique, tremblement (pré-DT)		-Signes cliniques améliorés par la prise de glucose (G30 %, sucres)
Paraclinique	-ECG +++ -Echo cœur -Holter -Epreuve d'effort	-Scanner cérébral -EEG	-ECG		-Alcoolémie		Glycémie capillaire et veineuse

ARRET CARDIO-RESPIRATOIRE (ACR)

Définition	Inefficacité circulatoire secondaire à l'arrêt de la contractilité myocardique
Examen clinique	• Cardiovasculaire : disparition du pouls fémoral ou carotidien • Neurologique : coma hypotonique • Respiratoire : absence de respiration spontanée • Autres : cyanose, marbrure
Examens Complémentaires	Monitoring électrocardiographique. C'est une urgence. Il permet de déterminer le type d'ACR : • Asystolie = tracé plat • Fibrillation ventriculaire • Tachycardie ventriculaire • Bradycardie extrême
Traitement	**<u>Symptomatique :</u>** Noter l'heure précise de l'arrêt <u>Réanimation non médicalisée</u> = ABCD Appel du SAMU (15) +++ A = airways (libérer les voies aériennes) : • Retrait d'un corps étranger buccal • Hyper extension de la tête + sub-luxation antérieure de la mandibule • Pose d'une sonde de Guedel

	B = Breathing (ventilation) : bouche-à-bouche (10 à 12/mn), ballon C = Circulation/massage cardiaque externe : • Patient en décubitus dorsal • Mains posées au 1/3 inférieur du sternum • Fréquence du massage 100/mn Nb : schéma des séquences = 15 compressions pour 2 ventilation **D = Drugs (administration de drogue spécifique)** <u>Réanimation médicalisée :</u> elle dépend du tracé électro-cardiographique. Pose de 2 voies veineuses périphériques • Asystolie : - Intubation endo-trachéale + adrénaline 3 mmg en intra-trachéal - Adrénaline en IVD mg/mg • Fibrillation ventriculaire/tachycardie ventriculaire : choc électrique externe par un défibrillateur (3 chocs consécutifs : 200, 300, et 360 joules) si échec, intubation et adrénaline + poursuite du massage cardiaque externe • Bradycardie extrême : atropine en IVD

	Etiologique : • Accident coronaire : coronarographie + angioplastie si nécessaire voire thrombolyse de sauvetage • Hypothermie : techniques de réchauffement externe et interne • Tamponnade : drain thoracique • Hypovolémie : remplissage massif • Hyperkaliémie : alcalinisation + gluconate de calcium

Notes personnelles :

Examen clinique	• Douleur thoracique : - Brutale - Constrictive (serrement, étau, écrasement) - Rétro-sternale, en barre (plat de la main) - Irradiant aux mâchoires, bras gauche et poignet - Durée > 30 minutes - TNT résistante • Signes associés : dyspnée, palpitations, blockpnée • Complications • Eliminer dissection aortique et péricardite
Examens Complémentaires	• Bilan sanguin : - Hémogramme, hémostase, ionogramme, créatinine, glycémie - Bilan enzymatique : myoglobine (2-3 h), CPK (3-8 h), troponine I (4-6 h), LDH, transaminases • ECG (avec dérivations postérieures et ventricule droit) • Radio thorax au lit

CHOC HYPOVOLEMIQUE

Définition	Insuffisance de délivrance d'oxygène aux tissus par diminution du volume de sang circulant
Examen clinique	• Tachycardie • Hypotension artérielle avec pincement de la différentielle • Vasoconstriction périphérique : cyanose, marbrures, extrémités froides • Sueurs • Polypnée • Chute de la diurèse • Troubles neurologiques : agitation, obnubilation voire coma Recherche de la cause du choc : • Hémorragie extériorisée • Contusions (thorax, cuisses, abdomen) • TR • Aspiration gastrique exploratrice
Examens Complémentaires	• Groupe rhésus, RAI • NFS, hemocue • Plaquettes, TP, TCA, fibrinogène • Ionogramme sanguin, urée, créatinine, glycémie

	• Gaz du sang, lactates • ASAT, ALAT, bilirubine, PAL, GGT, LDH • Amylase • ECG • Radio thoracique
Traitement	• Transfert au box de déchocage • Scope : ECG, TA, saturation • Oxygénation au masque 10 L/mn • Surélévation des membres inférieurs • Pose d'une voie veineuse périphérique de gros calibre • Expansion volémique : macromolécules 500 cc en 20 mn, à renouveler en fonction de l'évolution • Traitement de la cause si possible : geste d'hémostase • Pose d'une 2ème voie veineuse périphérique dans un second temps : bilan sanguin • Transfusion de culots globulaires • Prévenir le réanimateur

CHOC ANAPHYLACTIQUE

Définition	• Manifestation grave de l'hypersensibilité immédiate • Il correspond à la libération immédiate de médiateurs actifs à partir des mastocytes et polynucléaires basophiles (histamine et de leucotriène) entraînant un collapsus brutal
Examen clinique	• Collapsus vasoplégique • Tachycardie • TAS < 90 mmHg • Urticaire géante • Bronchospasme • Œdème des tissus mous • Œdème laryngé voire œdème de Quincke • Diarrhées, douleurs abdominales
Traitement	• Eviction immédiate de l'allergène • Transfert au box de déchocage, avertir le réanimateur • Repos strict • Monitorage ECG, TA, saturation O2 • Oxygénothérapie voire intubation si œdème laryngé • Pose d'une voie veineuse périphérique

	• Adrénaline en titration : - Diluer 1 mg dans 10 cc de sérum phy. Injecter 0,5 cc/5 mn IVD ou 0,25 cc en SC - Jusqu'à TA correcte - Puis relais 0,5-1 mg/h à adapter selon TA • Expansion volémique : cristalloïdes 1-2 L en débit libre • Si bronchospasme : aérosol de Bricanyl® ou adrénaline • Si œdème de la luette : aérosol de Pulmicort® • Solumédrol® 120 mg IVD ou HSHC 500 mg IVD • Hospitalisation en réanimation par la suite

Notes personnelles :

EMBOLIE PULMONAIRE

Définition	Occlusion d'une artère pulmonaire ou d'une de ses branches suite à la migration dans le système veineux d'un caillot provenant des veines des membres inférieurs
Examen clinique	• Dyspnée brutale : polypnée, toux • Douleur thoracique aiguë : - En coup de poignard - Majorée à l'inspiration et à la toux - Durée : plusieurs jours • Tachycardie • Toux, hémoptysie • Phlébite associée +++ • Tableau atypique : - Pleurésie - Pseudo-OAP - Perte de connaissance isolée - Fébricule • Signes de gravité : - Syncope, lipothymie - Angoisse, agitation - Douleur thoracique rétro-sternale - IVD - Etat de choc (TAS < 80, FC > 110) - FR > 30/mn

Examens Complémentaires	• Bilan sanguin : - NFS, plaquettes, TP TCA - D-Dimères (si négatif, élimine une embolie pulmonaire) • Radio thorax (face + profil) • ECG • GDS : hypoxie hypocapnie • Echodoppler veineux des membres inférieurs **1ère intention : scintigraphie pulmonaire** • 6 incidences en perfusion/ventilation • Contre-indications : pathologie pulmonaire, anomalie à la radio de thorax **2ème intention : angioTDM spiralé** • En l'absence de contre-indication • Acquisition rapide de coupes thorax • Analyse branche artérielle pulmonaire → segmentaire • Recherche thrombus intra-luminal • Elimine autres pathologies (dissection artérielle, tamponnade)

CRISE D'ASTHME AIGUE GRAVE

Examen clinique	**<u>Crise d'asthme simple :</u>** • Bradypnée expiratoire • Murmure vésiculaire diminué • Râles sibilants diffus bilatéraux • Tachycardie modérée **<u>Crise d'asthme grave :</u>** • Patient assis, penché en avant • Dyspnée à la parole Polypnée > 30, tachycardie > 120 • Signes de lutte (tirage, balancement thoraco-abdominal, battements des ailes du nez, respiration paradoxale) • Sueurs • Débit expiratoire de pointe < 30 % de la valeur théorique • Gazométrie : $PaCO_2$ > 40 mmHg **<u>Signes d'extrême gravité :</u>** • Bradypnée, pauses respiratoires • Silence auscultatoire • Parole impossible • Cyanose • Sueurs : hypercapnie > 50 mmHg • Collapsus • Pouls paradoxal > 20 mmHg

	• Insuffisance cardiaque droite : tamponnade gazeuse • Agitation, obnubilation • Antécédents d'asthme aigu grave
Examens Complémentaires	Ne retarde pas le traitement • Gaz du sang (hypercapnie > 40 mmHg) • Radio thorax (pneumothorax, pneumo-médiastin) • ECG (signes droit) • Hémogramme, ionogramme (kaliémie)
Traitement	**<u>Crise d'asthme avec signes de gravité :</u>** • Transfert au box de déchoquage • Mise en condition : - Respecter la position du patient (demi-assise) - Scope, oxymétrie de pouls, pression artérielle - Voie veineuse périphérique - Défibrillateur à proximité • Oxygénothérapie au masque 10 L/mn (objectif : sat > 90 %) • Hydratation G5 % 3 L/j + NaCl et KCl • Nébulisation de β2-mimétiques (3 fois) + Atrovent® (1 dose) • Corticothérapie 1 mg/kg IVD relais PO dès amélioration (1 mg/kg/6 h)

	• Traitement étiologique • Surveillance étroite : ne pas quitter le patient des yeux - Si amélioration : poursuivre nébulisation de β2-mimétiques (1 dose/h au début puis 1 dose/4 h) Puis hospitaliser en pneumologie - Si échec : perfusion β2-stimulants → Salbutamol® IVSE débuter à 0,5 mg/h puis augmenter par palier de 0,5 mg → Appeler le réanimateur et discuter de l'orientation du patient **Crise d'asthme sans gravité :** • Prise des constantes, débit expiratoire de pointe • Nébulisation de β2-mimétiques (3 fois en 1 h puis 1 fois/h) ± Atrovent® (1 dose/8 h) • Corticothérapie 1 mg/kg IVD ou PO • Surveillance : 4 h au moins aux urgences puis décider de l'orientation - Aggravation : transfert en réanimation - Amélioration (patient calme, FR < 20, débit expiratoire de pointe > 75 %) dès 30 mn et maintien à H4

→ Si absence de pathologies cardio-pulmonaires, pneumopathie ou pneumothorax associés, patient non isolé, raisonnable : retour à domicile avec consignes de surveillance, ordonnance, médecin traitant prévenu

- Autres cas : hospitalisation

Protocole de β2-mimétiques :

- Ventoline® pour nébulisation :
  - Sous 6-8 L/mn O2
  - 5 mg à diluer dans 4 cc de sérum phy
  - Durée : 15-20 mn
- Bricanyl® :
  - Sous 6-8 L/mn O2
  - 2 ampoules prêtent à l'emploi
  - Durée : 15-20 mn

Notes personnelles :

PERITONITE

Définition	Inflammation aiguë de la séreuse péritonéale
Etiologie	• Perforation d'un organe creux • Diffusion d'une infection d'un viscère intra-péritonéal
Examen clinique	• Douleurs abdominales diffuses • Fièvre élevée • Contracture permanente, généralisée des muscles de la paroi abdominale • Toucher rectal : douleurs du cul-de-sac de Douglas • Vomissements et arrêt du transit
Examens Complémentaires	**Biologie :** • Hyperleucocytose à polynucléaires neutrophiles • CRP élevée **Bilan pré-opératoire** (si chirurgie nécessaire) : groupe rhésus ABO, RAI, TP, TCA, glycémie, NFS + plaquettes, ionogramme sanguin **Hémocultures** si T° > 38,5°C ou frissons **Imageries :** • ASP debout, de face • ASP centré sur les coupoles +++ : pneumopéritoine

Définition	Grossesse se développant hors de la cavité utérine (grossesse tubaire = 95 %)
Examen clinique	**<u>Examen abdominal :</u>** Douleur pelvienne latéralisée associée un retard de règles **<u>Symptômes :</u>** • Métrorragies • Douleur scapulaire : épanchement péritonéal abondant • Signes sympathiques de grossesse **<u>Examen gynécologique :</u>** • Toucher vaginal : douloureux et sensation d'une masse latéro-utérine • Spéculum : métrorragies **<u>Signes de gravités (risque de rupture cataclysmique) :</u>** • Hémorragie abondante : pâleur, soif, tachycardie • Rupture tubaire : malaise, lipothymie, perte de connaissance
Examens Complémentaires	• Biologie : - β-HCG quantitatif : pour suivre l'évolution de la grossesse post-traitement et confirmer le diagnostic

	- Progestéronémie : évolution de la grossesse - NFS : tolérance si hémorragie - Groupe rhésus, RAI : prévention de l'allo-immunisation materno-fœtale (si rhésus -, injection d'IgG anti-D dans les 72 heures) Bilan pré-opératoire (si chirurgie nécessaire) : groupe rhésus ABO, RAI, TP, TCA, glycémie, NFS + plaquettes, ionogramme sanguin Hémocultures si T° > 38,5°C ou frissons • Imageries : - Echographie pelvienne et endovaginale : → Signes directs (masse latéro-utérine hétérogène) → Signes indirects (absence de sac intra-utérin, épanchement péritonéal)

SYNDROME OCCLUS

Définition	Interruption du transit digestif au niveau de l'intestin grêle ou du côlon
Etiologie	3 mécanismes sont possibles : • Obstruction • Volvulus ou strangulation • Occlusions inflammatoires

Obstruction	Strangulation	Fonctionnelle
• Cancer du côlon • Iléus biliaire • Corps étranger • Fécalome	• Brides post-opératoires • Eventration étranglée • Hernie étranglée • Volvulus côlon droit ou volvulus du sigmoïde	• Appendicite aiguë • Pancréatite aiguë • Syndrome d'Ogilvie (troubles hydro-électrolytiques) • Colique néphrétique

Examen clinique	<u>**Symptômes :**</u> • **Douleurs abdominales :** - Intermittentes en faveur d'une obstruction - Continues en faveur d'un volvulus ou d'une strangulation • **Vomissements :** - Précoces : intestin grêle - Tardifs : côlon • **Arrêt des matières et des gaz :** - Tardifs : intestin grêle - Précoces : côlon • **Météorisme abdominal** <u>**Examen abdominal :**</u> • **Inspection :** - Recherche de cicatrices chirurgicales - Mouvements péristaltiques (obstruction) • **Auscultation :** - Bruits hydro-aériques absents : strangulations - Bruits hydro-aériques présents : obstructions • **Percussion :** - Tympanisme • **Toucher rectal :** - Fécalome - Tumeurs

	Signes de gravités : • Déshydratation : oligurie, hypotension, tachycardie, soif, plis cutanés, poids • Fièvre
Examens Complémentaires	**Biologie :** • Bilan pré-opératoire : NFS + plaquettes, Ionogramme sanguin, groupe Rhésus, ABO, RAI, Bilan d'hémostase (TP, TCA) **Imagerie :** • ASP : face debout (niveaux hydro-aériques) + couchée + centrée sur les coupoles (recherche de pneumopéritoine) • TDM abdomino-pelvienne avec injection (examen de référence)

Notes personnelles :

HEMORRAGIE DIGESTIVE HAUTE

Définition	Hématémèse (sang rouge par la bouche lors des efforts de vomissements)
Etiologie	• Hémorragie ulcéreuse • Varices œsophagiennes (chez le cirrhotique) • Mallory-weiss (ulcération de la jonction œso-gastrique suite à des efforts de vomissements) **Facteurs de risques :** • ATCD de maladie ulcéreuse • Chirurgie abdominale, digestive, ou aortique • Ethylisme chronique • Prise médicamenteuse : AINS, aspirine, anticoagulants
Examen clinique	• Toucher rectal : recherche d'une rectorragie ou d'un méléna • Recherche de signes de gravité : hypotension, tachycardie, pâleur, polypnée, marbrures • Recherche de comorbidités : insuffisance rénale, hépatique, cardiaque, respiratoire

<table>
<tr><td>Examens Complémentaires</td><td><u>Biologie :</u>
• Mini hématocrite (dès l'arrivée du patient)
• Bilan pour éventuelle transfusion sanguine : NFS + plaquettes, TP, TCA, groupe rhésus ABO, RAI, sérologie HIV, Hépatites B et C
<u>Imagerie :</u>
• Fibroscopie œso-gastro-duodénale +++ : (afin de rechercher une hémorragie digestive haute)
⚠ Seulement après l'équilibre hémodynamique du patient</td></tr>
<tr><td>Traitement</td><td><u>Traitement symptomatique :</u>
• Patient à jeun
• Sonde naso-gastrique avec lavages gastriques abondants et répétés + aspiration
• Equilibre des troubles hydro-électrolytiques voire remplissage vasculaire si choc
• Transfusion de culots globulaires en urgence
• Oxygène si nécessaire
<u>Traitement étiologique :</u>
• Ulcère :
En première intention, le traitement est endoscopique. On utilise 1 et/ou 2 technique(s) :
- Sclérothérapie : adrénaline, polidocanole, alcool
- Photocoagulation au laser</td></tr>
</table>

Si échecs ou récidive de l'ulcère, le traitement est chirurgical (suture d'un ulcère) ou radiologique (embolisation d'un ulcère).

Après hémostase, mise en place d'un traitement médical : oméprazole IV + éradication d'HP.

- **Mallory-weiss :** traitement idem que l'ulcère

- **Varice œsophagienne :**
  En première intention, le traitement est endoscopique (sous couverture antibiotique chez l'alcoolique) :
  - Ligature élastique
  - Sclérothérapie : polidocanole

  En association avec un traitement médical :
  - Vasopréssine
  - Terlipréssine

  Si échec ou récidive des varices, le traitement est chirurgical (anastomose porto-cave) ou radiologique (mise en place du TIPS = Shunt porto-cave)
  Nb : un tamponnement par sonde de Blakemore ou de Linton est aussi possible

HEMORRAGIE DIGESTIVE BASS

Définition	Rectorragies et/ou méléna (selles noir nauséabondes)
Etiologie	• Diverticuloses • Tumeurs • Ulcération thermométrique • Angiodysplasie • Rectite ou colique aiguë • Toute hémorragie digestive haute !! <u>Facteurs de risque :</u> • Médicaments (AINS, aspirine, anticoagulant) • Prise de température rectale • Antécédent de cancer du côlon • Antécédent de diverticulose • Antécédent de maladies inflammatoires
Examen clinique	• Examen proctologique : examen de la marge anale, toucher rectal (recherche d'une rectorragie ou d'un méléna) et anuscopie • Recherche de signes de gravité : hypotension, tachycardie, pâleur, polypnée, marbrures • Recherche de comorbidités : insuffisance rénale, hépatique, cardiaque, respiratoire

Examens Complémentaires	**Biologie :** • Mini hématocrite (dès l'arrivée du patient) • Bilan pour éventuelle transfusion sanguine : NFS + plaquettes, TP, TCA, groupe rhésus ABO, RAI, sérologie HIV, Hépatites B et C **Imagerie :** • Recto-sigmoïdoscopie/coloscopie • Fibroscopie œso-gastro-duodénale ⚠ Seulement après l'équilibre hémodynamique du patient

Notes personnelles :

RETENTION AIGUE D'URIN

Définition	Impossibilité absolue et brutale d'urine[r] malgré une envie impérieuse et douloureuse
Etiologie	<u>Obstacles :</u> • Adénome de prostate • Cancer de prostate • Prostatite aiguë • Sténose de l'urètre • Fécalome • Douleur pelvienne • Obstacle vésical <u>Cause neurologique :</u> • SEP (sclérose en plaque), syndrome de la queue-de-cheval <u>Cause médicamenteuse :</u> (neuroleptique)

Examen clinique	Symptômes : • Envie douloureuse d'uriner A l'examen : • Rechercher un globe vésical (masse arrondie hypogastrique douloureuse et mate dont la palpation déclenche l'envie d'uriner) • Toucher rectal : recherche d'un adénome de prostate, le fécalome • Toucher vaginal : recherche d'une tumeur pelvienne • Palpation des fosses lombaires : évaluation du retentissement sur le haut appareil
Examens Complémentaires	**Biologie :** • BU, ECBU : recherche d'une infection urinaire • Ionogramme sanguin, créatine, urée : recherche une insuffisance rénale aiguë obstructive **Imagerie :** • Echographie rénale et vésicale : dilatation des uretères et des reins de manière bilatérale

Définition	
	• Chute du débit sanguin dans le territoire d'une artère cérébrale entraînant une hypoxie tissulaire puis une nécrose cellulaire • Les AVC sont un groupe d'affections au sein desquelles il faut distinguer : - Les AVC ischémiques ou infarctus cérébraux (85 % des AVC) - Les AVC hémorragiques (15 %), subdivisés en hémorragies cérébrales (10 %) et méningées (5 %) • Le terme « accident ischémique cérébral » (AIC) regroupe les infarctus cérébraux et les accidents ischémiques transitoires (AIT) qui correspondent à une ischémie réversible dont les symptômes régressent en moins de 24 heures. Les AIT sont le meilleur signe avant-coureur de l'infarctus cérébral dont il partagent les mécanismes et les causes. L'AIT impose une enquête étiologique rapide en vue d'un traitement adapté

Examen clinique	**<u>Evaluer l'heure de survenue</u>** **<u>Atteinte du territoire carotidien :</u>** • Territoire sylvien superficiel : - Déficit sensitivomoteur unilatéral, à prédominance brachio-faciale, controlatéral à la lésion - Aphasie - Hémianopsie latérale homonyme • Territoire sylvien profond : - Hémiparésie proportionnelle - Dysarthrie • Sylvien total : - Hémiplégie et hémianesthésie massive - Hémianopsie latérale homonyme - Aphasie globale (si hémisphère majeure) - Trouble de conscience - Déviation tête et yeux côté lésion • Artère cérébrale antérieure : - Hémiplégie à prédominance crurale - Syndrome frontal **<u>Atteinte du territoire vertébro-basilaire :</u>** • Déficit sensitif d'un hémicorps, respectant la face • Hémianopsie • Alexie, agnosie visuelle • Syndrome cérébelleux

	• Atteinte des paires crâniennes, homolatérale à la lésion avec déficit sensitivomoteur controlatéral • Syndrome de Wallenberg Infarctus partie latérale du bulbe (rétro-olivaire) : artère fossette latérale du bulbe (branche de l'artère cérébelleuse postéro-inférieure) Initial : vertiges, trouble équilibre et céphalées postérieures **<u>Côté lésion :</u>** • Anesthésie hémiface (Vème paire crânienne) • Syndrome vestibulaire, nystagmus rotatoire (noyau du VIII) • Trouble phonation et déglutition : paralysie hémi voile et hémi pharynx = signe du rideau (IXème et Xème paires crâniennes) • Hémisyndrome cérébelleux (pédoncule cérébelleux inférieur) • Claude Bernard-Horner (atteinte de la voie sympathique avec myosis, ptosis et énophtalmie) <u>Côté controlatéral</u> Anesthésie thermo-algique (faisceau spino-thalamique)
Examens Complémentaires	• Bilan biologique minimum : - Hémogramme

	- TP, TCA - Ionogramme sanguin, urée, créatininémie - Glycémie - VS, CRP • ECG • Radio de thorax • Scanner cérébral sans injection de produit de contraste (si IRM non disponible ou contre-indiquée) • IRM avec séquence de diffusion
Soins infirmiers	**1. Mesures d'urgence :** • Niveau de vigilance : - Apprécier l'état de coloration cutanée et rechercher une cyanose - Détecter l'existence de clonies ou de crises comitiales - Prise des constantes • En cas de troubles de la vigilance : - Libération des voies aériennes, aspiration - Saturation en oxygène - Oxygénothérapie à l'aide d'un masque ou d'une sonde nasale - Installer le patient, buste incliné à 30° - En cas de vomissements, placer le patient en position latérale de sécurité, voire sonde naso-gastrique

	2. Sévérité de l'AVC : • Sévérité du déficit • Score de Glasgow **3. Etat respiratoire :** • Signes d'encombrement pulmonaire, cyanose, dyspnée **4. Surveillance des paramètres vitaux :** • Pouls, température, diurèse, glycémie capillaire **5. Comorbidités** **6. Contexte humain et matériel :** • Dès l'entrée du patient dans le service, l'infirmier se renseigne sur sa situation familiale, professionnelle et sociale • Il prévient l'assistant social de service afin d'entamer une projection sur le devenir du patient

ACIDOCETOSE DIABETIQUE

Définition	• Conséquence évoluée d'une insulinopénie, responsable de la non-pénétration intracellulaire du glucose • Ce qui entraîne une hyperglycémie responsable d'une glycosurie avec polyurie osmotique • Celle-ci provoque des pertes massives d'eau et d'électrolytes • La carence en glucose est à l'origine d'une déviation du métabolisme des acides gras (protéolyse et lipolyse) aboutissant à la production de corps cétoniques (néoglucogenèse et cétogenèse) • Les corps cétoniques responsables d'une acidose métabolique à trou anionique élevée
Etiologie	• Révélateur d'un diabète de type 1 • Décompensation d'un diabète de type 1 ou 2 • Facteurs déclenchants : - **Infection** - **Insulinothérapie inadaptée** • **Infarctus du myocarde :** - Alimentation - Corticoïdes - Thyréotoxicose

	- Grossesse - Stress
Examen clinique	**<u>Pré-coma :</u>** • Syndrome cardinal : - Asthénie, amaigrissement - Polyurie, polydipsie - Déshydratation extracellulaire • Polypnée • BU : glycosurie 3+ et cétonurie 3+ **<u>Coma acidocétosique :</u>** • Trouble de conscience : obnubilation, confusion, coma • Déshydratation extra et intracellulaire, choc • Douleurs abdominales, nausées, vomissements • Polypnée : dyspnée de Kussmaul • Haleine acétonique (pomme verte) • BU : Glycosurie 3+, Cétonurie 3+
Examens Complémentaires	**<u>Ne retarde pas le traitement</u>** **<u>Retentissement :</u>** • NFS (hémoconcentration) • Ionogramme sang et urine, glycémie • Urée créatinine (IRA) • GDS (acidose métabolique), lactates • ECG (dyskaliémie)

	<u>Etiologique :</u> • Hémocultures • BU + ECBU • Radio thorax, ASP • Ponction lombaire • Enzymes cardiaques • Autres : TSH T4, β-HCG
Traitement	• **Transfert au box de déchoquage :** - Monitoring ECG, TA, SatO2 - Pose d'une voie veineuse périphérique - Oxygénothérapie - Antalgiques • **Si signes de choc :** - Macromolécules 500 mL en débit libre • **Réhydratation et supplémentation potassique :** 4 6 L en 24 h - H0-H2 : sérum physiologique 9 ‰ 2 L - H2-H6 : G5 % 2 L + NaCl 4 g/L - H6-24 : G5 % ou G10 % 2 L ± Na et K selon ionogramme → Dès que gly < 1,5 g/L : remplacer G5 % par du G10 % - Apport de K+ par voie IVSE - Bicarbonates 14 ‰ si pH < 7 ou hyperkaliémie grave

	• **Insulinothérapie :** - Insuline rapide IVSE : → Bolus de charge 10 U IVD → 0,1 UI/kg/h IVSE → Objectif de glycémie = 15 mmol/L (2,5 g/L) → Si pas de baisse de la glycémie après 2 h : doubler les doses → Si gly = 1 à 2,5 g/L : 0,05 UI/kg/ → Si gly = 0,8 à 1 g/L : 0,5 UI/h - Insuline SC : → Dès que cétonémie, cétonurie = 0 → Posologie : 15-20 UI/4 h → Arrêter le PSE 1 h après la première injection SC • **Traitement du facteur déclenchant** • **Prévention des thromboses veineuses : HBPM (héparines de bas poids moléculaire)**

HYPOGLYCEMIE

Définition	• Association d'une glycémie basse (< 0,5 g/L chez le sujet normal, < 0,7 g/L chez le diabétique) à des symptômes compatibles, ne cédant pas spontanément en moins de 5 mn • Ces signes surviennent à jeun, loin des repas, en fin de nuit ou lors d'un effort musculaire
Examen clinique	• Signes francs : - Trouble de conscience voire coma - Syndrome pyramidal - Crise convulsive - Signes neurologiques de localisation - Troubles psychiatriques paroxystiques, confusion, bizarrerie - Contractures, trismus • Signes évocateurs : - Malaise, asthénie - Faim - Tachycardie, palpitations - Sueurs, tremblements
Examens Complémentaires	Chez le non diabétique, le diagnostic est exceptionnel mais important à confirmer : glycémie et ionogramme

Traitement	• Patient conscient : - Boisson sucrée (5 morceaux de sucre) ou ampoule de G30 % - Puis sucres « lents » : pain • Patient inconscient : - 60 mL de G30 % IV en 3 mn - Au réveil : relais 15 g glucide PO + G10 % IVL • Patient agité : - 1 mg glucagon IM ou SC - Attention : délai d'action de 5-15 mn • Devenir du patient : - Si hypoglycémie à l'insuline (en dehors des TS) : retour à domicile après normalisation de la symptomatologie avec rendez-vous avec le diabétologue pour éducation diabétique et équilibration des doses - Si hypoglycémie liée aux sulfamides : hospitalisation, perfusion glucosée et surveillance des glycémies capillaires

ANTIBIOTIQUES

Activité antibactérienne :

- **Concentration Minimale Inhibitrice (CMI) :** concentration à partir de laquelle l'antibiotique inhibe in vitro la croissance bactérienne.

- **Concentration Minimale Bactéricide (CMB) :** concentration bactéricide > 99,99 d'un inoculum bactérien de 106.

- **Bactéries sensibles :** la concentration sérique de l'antibiotique (in vivo et aux posologies habituelles) est supérieure à la CMI. Forte probabilité de succès thérapeutique.

- **Bactéries à sensibilité intermédiaire :** la concentration sérique de l'antibiotique (in vivo et aux posologies habituelles) est proche de la CMI. Il faut augmenter les posologies pour espérer un succès thérapeutique avec cet antibiotique.

- **Bactéries résistantes :** la concentration sérique de l'antibiotique (in vivo et aux posologies habituelles) est inférieure à la CMI. L'antibiotique est inefficace.

- **Antibiotiques bactéricides** (BAQ = β-lactamine Aminosides, Fluoroquinolones) : la CMI est proche d la CMB.

- **Bactéricidie temps-dépendante** (β-lactamines) dépend de la durée de l'exposition de la bactérie l'antibiotique.

- **Bactéricidie concentration-dépendante** (aminoside fluoroquinolones) : dépend de la concentratio maximale.

- **Effet post-antibiotique :** délai de re-croissanc bactérienne après exposition à l'antibiotique.

- Associations synergiques (potentialisation d l'efficacité), antagonistes et indifférentes.

- **Résistance bactérienne :** naturelle ou acquise L'information génétique provient soit d'une mutatio génétique (résistance à 1 seul antibiotique, no transmissible), soit de l'acquisition d'un plasmid (85 %) ou d'un transposon (résistance à plusieur familles d'antibiotiques, transmissible au sein et entr les espèces).

Notions de pharmacocinétique :

- **Absorption :** la biodisponibilité per os est variable selon les antibiotiques. Nulle (aminosides, glycopeptides) ou excellente (fluoroquinolones, sulfamides – coût moindre). Elle peut être perturbée par d'autres médicaments (antiacides).

- **Volume de distribution :** la diffusion est spécifique aux molécules. Les sites les moins accessibles sont le LCR, le cerveau, l'os, la prostate, les milieux oculaires et les végétations d'endocardite.

- **Demi-vie sérique (T 1/2) :** conditionne la fréquence de l'administration des doses. Intervalle court pour les antibiotiques temps-dépendants, voire perfusion continue. Si l'effet est dose-dépendant (aminosides), une administration/24 h peut être suffisante.

- **Elimination :** urinaire et/ou biliaire. Adaptation des doses en fonction du terrain et de la formule de Cockroft.

Germe	Site d'infection	Facteurs favorisants/Terrain	Antibiothé probabil
Staph. communautaire	Peau	Plaie, brûlure, cathéter, toxicomanie IV, nutrition parentérale, diabète	Pénicilline aminosi
Staph. nosocomial	Idem	Idem en milieu hospitalier	Glycopepti aminosi
Pneumocoque	Poumons	Alcoolisme chronique, fracture de la base du crâne, sujet âgé, splénectomie, asplénie, diabète	Pénicilline C3G
Méningocoque	Méninges	Notion de contage	C3G
Streptocoque	Endocarde Peau Tube digestif (D)	Infection ou geste dentaire, valvulopathie, FF infections staph.	Pénicilline aminosic
Entérobactérie	Tube digestif Voies urinaires Voies biliaires	Lithiase biliaire, chirurgie et endoscopie digestive, sondage vésical à demeure, obstacle des voies excrétrices, tumeur, maladie diverticulaire colique, hypertension portale, alcoolisme, diabète	C3G ou F
BGN anaérobie	Voies urinaires Voies biliaires		Imidazolé

<u>Remarque</u> : l'antibiothérapie probabiliste sera secondairement adaptée aux résultats des prélèvements bactériologiques et à l'antibiogramme.

ANTICOAGULANT : ANTIVITAMINE K (AVK)

Inhibition de la vitamine K qui entre en jeu dans les processus de la coagulation (facteurs II, VII, IX, X)

I- Les différentes molécules

DCI	Nom commercial	Forme	Dosage (mg)	Poso initiale	Demi-vie
AVK à	*demi-*	*vie*	*longue*	*1 prise*	*par jour*
Warfarine	Coumadine®	secable /2	2 et 5	5 mg	35-40 h
Fluindione	Previscan®	secable /4	20	20	30 h
AVK à	*demi-*	*vie*	*courte*	*2 prises*	*par jour*
Acéno-coumarol	Sintrom®	sécable /4	4	2 x 2 mg	8 h
Acéno-coumarol	Minisintrom®	Non sécable	1		8 h

II- Indications

1- Prévention des complications artérielles et veineuse des cardiopathies emboligènes

-AC/FA : - < 65 ans avec FDR (ATCD d'AVC ischémique, HTA, rétrécissement mitral, diabète) (NB : si pas de FDR : prévention par aspirine) - 65 à 75 ans - >75 ans : après évaluation du bénéfice/risque	INR 2 à
-Valvulopathies mitrales (rétrécissement mitral ++) : si dilatation de l'oreillette gauche ou thrombus	INR 3 à 4
-Prothèses valvulaires mécaniques mitrales ou aortiques avec autres FDR embolique ou de 1ère génération	INR 3 à 4
-Prothèses mécaniques aortiques sans FDR ou tricuspides ou prothèses biologiques (AVK 3 mois)	INR 2 à

2- Dans l'infarctus

-Prévention des complications thromboemboliques des infarctus compliqués	INR 2 à 1 à 3 mo
-Des récidives d'infarctus en cas d'intolérance à l'aspirine	INR 2 à à vie

3- Traitement de la phlébite profonde et de l'embolie pulmonaire INR = 2 à 3, 3 à 6 mois

III- Mise en route du traitement

1- Bilan d'hémostase initial : TP, TCA, plaquettes

2- Education du patient

- Sur la nécessité de bonne observance, des contrôles réguliers d'INR, de suivi par un médecin traitant, l'INR cible
- **Création d'un carnet de surveillance**
- Le patient ne doit jamais changer seul de posologie
- Information sur les signes de surdosage
- Le patient doit informer tout intervenant, médical ou paramédical, de la prise d'AVK
- Si le patient n'est pas apte à comprendre : faire venir une infirmière quotidiennement pour la prise des médicaments

3- Choisir une molécule à demi-vie longue (warfarine +++) pour obtenir un meilleur équilibre

4- Diminuer de moitié la posologie initiale chez la personne âgée, l'insuffisant hépatique ou si poids < 50 kg

5- Suivi du patient : le suivi se fait sur la mesure régulière de l'**INR** (valeur calculée à partir du TP = Tquick)

Exp. de la warfarine :

1er contrôle : réalisé à 48 h (+/- 12 h) :

- Si INR < 1.5 : garder la même posologie
  - Si 1.5 < INR < 2 : diminuer la posologie de 1/4
  - Si 2 < INR < 2.5 : diminuer la posologie de 1/2
  - Si INR > 2.5 : arrêter 24 h puis repartir à 1/2 dose

2ème contrôle : 2 j après le 1er si modification d posologie, sinon 3 j après

Contrôles ultérieurs : tous les 2 à 4 j jusqu'à stabilisatio de l'INR sur deux dosages successifs, puis contrô toutes les semaines pendant 1 mois, puis 1 fois par mo si l'état est stable

Notes personnelles :

IV- Contre-indications, interactions médicamenteuses et alimentaires

CI	IM et alimentaires	
	Potentialisant les AVK	Inhibant les AVK
Hémorragies Lésions susceptibles de saigner Intervention neurochirurgicale récente Intervention oculaire récente Insuffisance rénale (clairance < 20) Insuffisance hépatique HTA maligne Ulcère gastroduodénal récent Varices œsophagiennes AVC récent Miconazole (Daktarin®) Phénylbutazone	AINS Allopurinol Amiodarone Céphalosporines Cimétidine Clofibrates Cyclines Erythromycine Fibrates Floxyfral® Inhibiteurs pompe à protons Imidazolés Pénicillines Rythmol® Sulfamides Salazopyrine® Tricycliques Thyroxine	Anti-épileptiques Barbituriques Cholestyramine Corticoïdes Griséofuline Metformine Œstrogènes Rifampicine Huile de paraffine po Abats Alcool Avocats Brocolis Carottes Céréales Choux Choucroute Cresson Crudités Epinards Farines de poissons

I- Les héparines non fractionnées : potentialise l'effet inhibiteur de l'anti-thrombine III sur les protéine de la coagulation (action sur le facteur Xa et thrombine)

Molécule	Voie d'administration	Posologie	Surveillan
Héparine® sodique	IV seringue électrique	500 UI/kg/j (1 mL = 2 500 UI)	TCA, 4 h ap le début de seringue ou changement posologie
Calciparine®	SC en 3 injections/j (toutes les 8 h)	Curatif : 500 UI/kg/j = 0.2 mL/10 kg/j Préventif : 150 UI/kg/j (possible en 2 injections/j) 0.2 mL = 5 000 UI	TCA 4h aprè la 2ème inject

1- Indications

- Phase aiguë de la maladie veineuse thromboembolique et embolies pulmonaires
- Phase aiguë de l'infarctus du myocarde et de oblitérations artérielles (10 j)
- AVC d'origine emboligène cardiaque prouvée
- Prévention de la maladie thromboembolique (pour la calciparine) en cas d'insuffisance rénale

2- Contre-indications

- Tout phénomène hémorragique actif
- Endocardite bactérienne, épanchement péricardique

3- Effets indésirables

- Thrombopénies à l'héparine : précoces (avant J5) ou tardives (entre J6 et J25)
- Risque hémorragique
- Risque d'hématome au point d'injection

4- Surveillance

- TCA, doit être compris entre 2 et 3 fois le témoin
- Plaquettes : taux avant traitement, puis tous les 2 jours

5- adaptation thérapeutique de l'héparine sodique

TCA < 1,5 x témoin : ↑ de 400 UI/j
1.5 < TCA < 2 : ↑ de 2 000 UI/j
2 < TCA < 3 : ne rien changer
3 < TCA < 4 : ↓ de 2 000 UI/j
4 < TCA < 5 : ↓ de 4 000 UI/j
TCA > 5 : arrêter 1 h l'héparine puis ↓ de 4 000 UI/j

II- Les héparines de bas poids moléculaire

Inhibition du facteur Xa plus que de la thrombine. Elle
s'administrent en SC.

Molécules	Posologie	Prises/j	Surveillanc
Fragmine®	Préventif : 2 500 UI/j = risque faible 5 000 UI/j = risque élevé	1/j	
	Curatif : 100 UI/kg x 2/j	2/j	Activité anti-X 4 h après la 2ème ou 3ème injectio
Lovenox®	Préventif : 2 000 UI/j = 0.2 mL = risque moyen 4 000 UI/j = 0.4 mL = risque élevé	1/j	
	Curatif : 100 UI/kj x 2/j = 0.1 mL/10 kg x 2/j	2/j	Anti-Xa 4 h après la 2ème ou 3ème injection

Molécules	Posologie	Prises/j	Surveillance
Innohep®	Préventif : 2 500 UI/j = risque moyen 5 000 UI/j = risque élevé	1/j	
	Curatif : 175 UI/kg/j = (0.1 mL/10 kg) - 0.1 mL	1/j	Anti-Xa 4 h après la 2ème injection (J2)
Fraxiparine®	Préventif : 2 850 UI/j = risque moyen 38 UI/kg/j, 3 j puis 57 UI/kg/j = risque élevé	1/j	
	Curatif : 85 UI/kg x 2/j	2/j	Anti-Xa 4 h après la 2ème ou 3ème injection
Fraxodi®	Curatif : 170 UI/kg/j	1/j	Anti-Xa 4 h après la 2ème injection (J2)

1- Indications

- Traitement préventif des thromboses veineuses
- Traitement curatif des thromboses veineuses profondes et des embolies pulmonaires sans signe de gravité
- Angor instable et infarctus sans onde Q

2- Contre-indications

- Manifestations hémorragiques
- Endocardite bactérienne, épanchement péricardique
- Clearance de la créatinine < 30 mL/min
- Antécédent d'allergie au produit et de thrombopénie l'héparine

3- Effets indésirables

- Surdosage
- Thrombopénies (rares)

4- Surveillance

Traitement curatif uniquement : activité anti-Xa qui do être comprise entre 0.5 et 1

Numération plaquettaire

Notes personnelles :

Mode d'action	• **Augmentent l'excrétion du sodium** par le rein et la diurèse, et donc diminue la volémie • Il existe des diurétiques qui retiennent le potassium (dits hyperkaliémants : anti-aldostérone) et d'autres qui augmentent son excrétion (dits hypokaliémants : furosémide,thiazidiques)
Indications	• HTA • Insuffisance cardiaque
Contre-indications	• Insuffisance rénale (tous sauf le furosémide) • Allergie, grossesse
Effets secondaires	• Diurétiques de l'anse (furosémide) et thiazidiques : **hypokaliémie** • Les autres : **hyperkaliémie** (attention à l'association avec les IEC qui augmentent aussi la kaliémie) • **Déshydratation** • **Hypotension orthostatique**
Surveillance	• **Signes de déshydratation :** soif, perte de poids, tachycardie, persistance du pli cutané

	• Diurèse • **TA couché et debout** • Biologie : - **Kaliémie +++ :** → Augmente avec les anti-aldostérones → Diminue avec les autres diurétiques - **Créatininémie :** recherche une insuffisance rénale

<u>**Notes personnelles :**</u>

INHIBITEURS DE L'ENZYME DE CONVERSION

Mode d'action	• Inhibe l'action de l'enzyme de conversion qui transforme l'angiotensine I en angiotensine II (chargée de la vasoconstriction et de la rétention du sel) • Protège le rein chez l'hypertendu • Protège le glomérule chez le diabétique
Indications	• HTA • Insuffisance cardiaque • Diabète (même sans HTA) s'il existe une protéinurie
Contre-indications	• Grossesse • Déshydratation (donc attention avec les diurétiques) • **Hyperkaliémie** et attention aux associations avec les diurétiques hyperkaliémants • Sténose bilatérale des artères rénales
Effets secondaires	• Hyperkaliémie • Toux • Majoration d'une insuffisance rénale en début de traitement due à la

	diminution du débit sanguin rénal (d'où **augmentation progressive des doses)** • Attention : risque d'insuffisance rénale fonctionnelle en association avec les diurétiques
Surveillance	• Efficacité : TA • Biologie : - Kaliémie - Créatininémie

<u>**Notes personnelles :**</u>

Mode d'action	• Ralentissent la fréquence cardiaque et la force du cœur (donc le débit cardiaque)
Indications	• HTA • Angine de poitrine et infarctus du myocarde (= athérome des coronaires) • Troubles du rythme cardiaque • Insuffisance cardiaque (dose réduite)
Contre-indications	• Asthme • Bradycardie, troubles de conduction • Insuffisance cardiaque décompensée • Artériopathie des membres inférieurs grave • Syndrome de Raynaud • Myasthénie
Effets secondaires	• Impuissance • Hypotension orthostatique • Crise d'asthme • Bradycardie, troubles de conduction
Surveillance	• TA, fréquence cardiaque : couché et debout • ECG • Signes d'insuffisance cardiaque : dyspnée, œdèmes des membres inférieurs

Mode d'action	• Agissent sur d'autres récepteurs que les précédents (ici des récepteurs de la sérotonine)
Molécule	• Ondansétron (ex. : Zophren®)
Indications	• Résistance aux autres anti-émétiques, en particulier pour : • Les vomissements dus aux chimiothérapies • Les vomissements dus à la radiothérapie • Les vomissements post-opératoires
Contre-indications	• Insuffisance hépatique
Effets secondaires	• Céphalées • Constipation • Bouffées de chaleur, vertiges, allergies
Surveillance	• Efficacité sur les nausées • Tolérance des effets secondaires

Mode d'action	• Ralentissement du péristaltisme intestinal, par action sur les récepteurs des opiacés
Molécule	• Lopéramide (ex. : Imodium®)
Indications	• Traitement symptomatique des diarrhées, en association avec la réhydratation
Contre-indications	• Rectocolite hémorragique en poussée • Colite pseudo-membraneuse • Diarrhées d'origine bactérienne
Effets secondaires	• Constipation • En cas de surdosage : dépression respiratoire, occlusion
Surveillance	• Transit • Conscience • Fréquence respiratoire

ANTIULCEREUX : INHIBITEURS DE LA POMPE A PROTONS (IPP)

Mode d'action	• Diminuent la sécrétion acide de l'estomac (qui brûle lors du reflux)
Exemples	• Mopral®, Inexium®, Inipomp®, Pariet®, Ogast®, et d'autres…
Indications	• Reflux Gastro-Œsophagien • Ulcère Gastro-Duodénal (simple ou hémorragique) • Syndrome de Zollinger-Ellison
Contre-indications	• Allaitement • Allergie au médicament
Effets secondaires (rares)	• Nausées/vomissements • Flatulences, douleurs abdominales • Céphalées, vertiges
Surveillance	• Efficacité sur les douleurs et brûlures

Contre-indications majeures (PUDICI)	• Psychiatrique grave • UGD en évolution • Diabète déséquilibré • Infection sévère évolutive • Cornée : kératite herpétique • Insuffisance cardiaque, HTA
Effets secondaires (CORTICOIDES)	• Cutanés : vergetures, amincissement • Obésité fascio-tronculaire • Rétention hydrosodée : HTA • Triglycérides augmentés • Infections (tuberculose et anguillulose) • Cataracte et glaucome • Ostéoporose, ostéonécrose aseptique • Insuffisance surrénale • Diabète • Estomac : UGD
Mise en place	• En l'absence de CI • Mesures associées à la corticothérapie : - Mopral® si besoin - Régime riche en protéines et en potassium - Régime pauvre en sucres rapides, en graisse et en sodium

	- Vitamine D + calcium - Biphosphonates (si ménauposée ou T-score ≤ -1,5 DS) - Mintezole : si antillais car anguillose - Antituberculeux : si antécédent de tuberculose • Prévention de l'insuffisance surrénale : - Décroissance progressive jusqu'à 5 mg/kg/j - Remplacer par 20 mg d'hydrocortisone durant 1 mois - Test au Synacthène® - Selon le résultat, continuer ou arrêter les corticoïdes - Surveillance : poids, TA, NFS, iono, gly, ODM
Bilan pré-corticothérapie	• Pouls, tension artérielle • Ionogramme sanguin, urée, créatinémie • NFS, VS, CRP • Bandelette urinaire • ECG • Radio de thorax

Famille (exemples)	Dose toxique	Risques - signes	Antidote
Barbituriques (Gardénal®)	0,5 g	Coma, myosis, hypothermie, hypoventilation	
Benzodiazépine (Valium® - Lexomil®...)	0,1 à 0,5 g	Hypotension, coma	Anexate®
Carbamates (Equanil®, Atrium®)	4 g	Coma, mydriase, hypothermie, collapsus	
Imipramines (Anafranil®, Laroxyl®)	0,5g	Agitation, délire, coma, mydriase, convulsion, troubles de la conduction cardiaque, globe vésical	
Morphiniques (Codéine - Héroïne)		Coma, bradypnée, myosis	Narcan®
Cocaïne		Délire, convulsion, mydriase, hypoventilation, collapsus, nausées, vomissements, hyperthermie trouble du rythme cardiaque	
Toni-cardiaques (Digitaline-Digoxine)	2-5 mg	Confusion, troubles visuels, signes digestifs, troubles cardiaques (ACR)	Digidot®

Aspirine	20 g	Coma, convulsions, hyperthermie, hyperventilation, hémorragies digestives	
Paracétamol (Dafalgan®)	10 g	Coma, hypoventilation, atteinte hépatique grave	Acétyl-cystéin
Anticoagulant (Sintrom® - Tromexane®)		Troubles digestifs, hémorragie interne	Vitamin K

Notes personnelles :

TRANSFUSION SANGUINE

Définition	**Les produits sanguins labiles regroupent :** • Concentré des globules rouges déleucocyté* - = Transfusion de GR • Concentré plaquettaire d'aphérèse déleucocyté* - = Transfusion de plaquettes - Aphérèse = technique permettant d'obtenir une grande quantité de plaquettes à partir d'un seul donneur • Plasma frais congelé déleucocyté - = Transfusion de plasma contenant les facteurs de la coagulation • Cas particulier : concentré de globule rouge irradié - L'irradiation a pour but de bloquer les leucocytes du donneur afin d'éviter une réaction du greffon contre l'hôte (GVH) - La GVH peut survenir chez les patients immunodéprimés incapables de lutter contre les leucocytes transfusés (ex. : patient en aplasie)

Indications	**Concentré de GR :** • Anémie aiguë mal tolérée (VQS) • Anémie chronique si Hb < 8 g/dL + Insuffisance coronarienne (antécédent d'infarctus du myocarde) et/ou insuffisance respiratoire **Concentré plaquettaire :** • Insuffisance médullaire avec plaquettes < 20 000 • Syndrome hémorragique grave au cours des thrombopénies ou thrombopathies (VQS) **Plasma frais congelé :** • Coagulation intravasculaire disséminée grave • Hémorragie aiguë avec déficit global des facteurs de coagulation **Pour comprendre : la compatibilité groupe/rhésus** • Les GR possèdent des antigènes de surface Par ex. : - Un GR avec des antigènes A et D sera dit groupe A et rhésus positif (car antigène D présent) - Un GR sans antigène de surface sera dit groupe O et rhésus négatif

	• Le sujet a dans son sérum des anticorps contre les antigènes qu'il n'a pas Par ex. : - Groupe A rhésus positif possèdera des anticorps contre les antigènes B - Si on transfuse du sang groupe B à un sujet groupe A rhésus positif, les anticorps présents dans le sérum détruiront le GR groupe B, **c'est l'hémolyse aiguë par incompatibilité ABO**
Examens Complémentaires	**Bilan pré-transfusionnel :** • Groupes A, B, O deux déterminations • Rhésus D deux déterminations • Recherche d'agglutinines irrégulières (RAI*) de moins de 72 heures précédant la transfusion • Sérologie VIH, hépatite C, hépatite B avec l'accord du patient **Bilan post-transfusionnel :** • Sérologie hépatites B et C • Sérologie VIH 1, 2 • Recherche d'agglutinines irrégulières

Traitement

RECEPTION DES PRODUITS sanguin labiles :

- Vérifier la date de péremption du produit
- Vérifier la concordance de l'identité d patient avec celle figurant :
  - Sur l'ordonnance de prescription du produit sanguin
  - Sur la poche
  - Sur le bon d'attribution nominative
  - Sur le bon de traçabilité
  - Sur la fiche transfusionnelle
- Vérifier la concordance entre les groupes A, B, O et rhésus du receveu et de la poche (V. NB)
- Si RAI positive, l'étiquette du patient doit indiquer que l'épreuve de compatibilité a été faite au laboratoire
- Pratiquer le contrôle ultime infirmier au lit du patient :

LE CONTROLE ULTIME AU LIT DU PATIENT :

- LES REGLES :
  - Patient groupe O : sang O
  - Patient groupe A : sang O ou A
  - Patient groupe B : sang O ou B
  - Patient groupe AB : sang O ou A ou B ou AB

	• BUT : prévenir la survenue d'un accident par incompatibilité entre le sang du patient et le concentré de globules rouges à transfuser • Ce contrôle est le dernier verrou de sécurité • A QUEL MOMENT : - Obligatoire avant toute transfusion de GR (urgence comprise) • OU : - Toujours au lit du malade juste avant la transfusion de culots globulaires - Jamais à l'avance au poste de soins • MODE OPERATOIRE : - La même personne contrôle et pose la transfusion - D'abord vérifier la concordance entre les identités : → Faire décliner l'identité au patient : nom + prénom + date de naissance → Vérifier la concordance avec celle figurant sur le document - Ensuite, vérifier la concordance entre les groupes sanguins du document et celui de la poche : → Contrôle du malade : avec du sang immédiatement prélevé par ponction veineuse ou par piqûre du doigt (JAMAIS à partir d'un tube prélevé à l'avance) → Contrôle des culots globulaires : à partir d'un segment de tubulure attenant à la poche

	→ Vérification de la concordance de 2 contrôles • LA TRANSFUSION : - Réalisée par l'infirmier ayant fait le contrôle ultime au lit du patient - Transfusion : → Des concentrés globulaires dans les 6 heures → Du plasma frais congelé rapidement → Des plaquettes immédiatement → Remplir le dossier avec la date et le type de produit sanguin - Effectuer la surveillance
Surveillance	Infirmier présent à côté du patient penda les 10 premières minutes **Tension artérielle, pouls, température** • A 10 minutes • A la moitié de la poche • A la fin de la transfusion **Toute manifestation anormale est un accident transfusionnel :** • Frissons ou hyperthermie • Hypo ou hypertension • Douleurs lombaires, malaise, dyspnée, angoisse, cyanose, urticaire **Conduite à tenir si accident transfusionnel :** • Arrêt immédiat de la perfusion

	• Maintenir la voie veineuse • Prévenir le médecin • Vérifier l'identité du patient, le groupe de la carte et des poches • Envoyer au site transfusionnel le sang du patient, les poches impliquées et non encore transfusées
Soins infirmiers	Les soins infirmiers sont développés dans les sous-chapitres ci-dessus

<u>**Notes personnelles :**</u>

Notes personnelles :

REALISER UN ECG

- Pour réaliser un ECG, il faut allonger le patient sur le plan horizontal
- Après avoir dénudé le torse et les quatre membres, les électrodes sont placées
- Les pinces de l'appareil sont placées sur chacune des électrodes
- L'emplacement des dérivations précordiales est indiqué sur chacune des pinces (V1, V2, ..., V6)

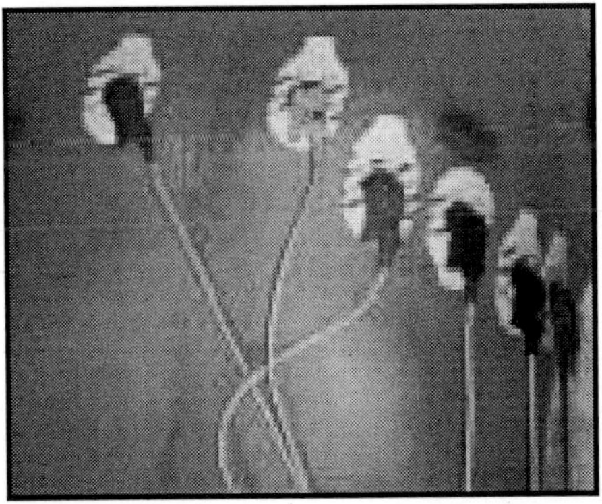

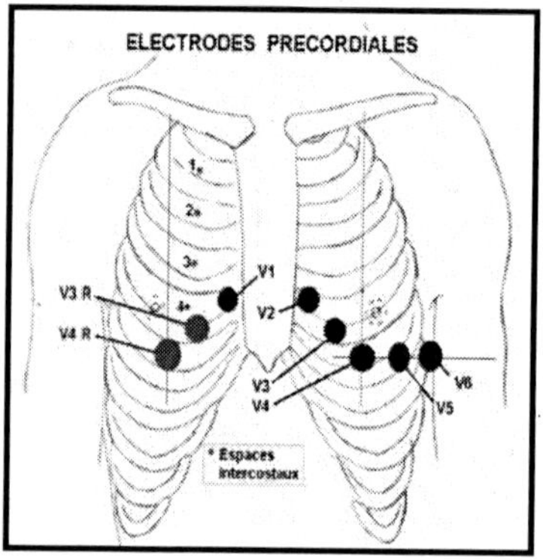

- Pour les dérivations frontales :
  - La pince rouge = membre supérieur droit
  - La pince noire = membre inférieur droit
  - Moyen mnémotechnique = « Le Rouge et le Noir »
  - La pince jaune = membre supérieur gauche
  - La pince verte membre inférieur gauche
  - Moyen mnémotechnique = Le Soleil (= le jaune) se lève sur la Prairie (= le vert)

- L'appareil d'enregistrement est allumé, avec mise en activité du filtre, qui améliore la qualité de l'enregistrement

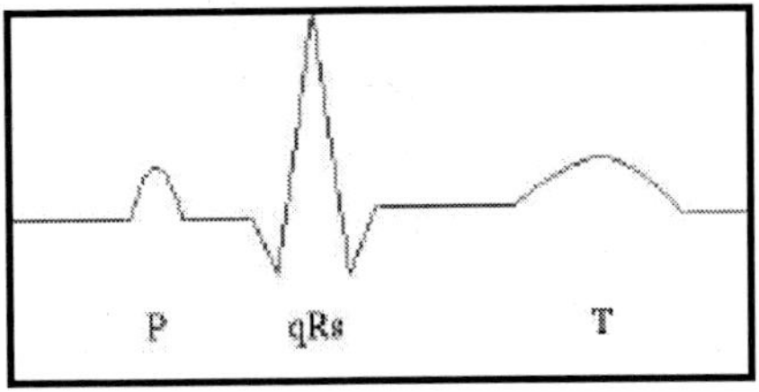

Onde ou Intervalle	Définition	Normales
P	Dépolarisation des oreillettes	< 0,12 s
PR	Conduction entre oreillette et ventricule	0,12 à 0,2 s
QRS	Dépolarisation ventriculaire	< 0,08 s
QT	Temps entre dépolarisation et repolarisation de l'oreillette	0,3 à 0,45 s

TACHYCARDIE SINUSAL

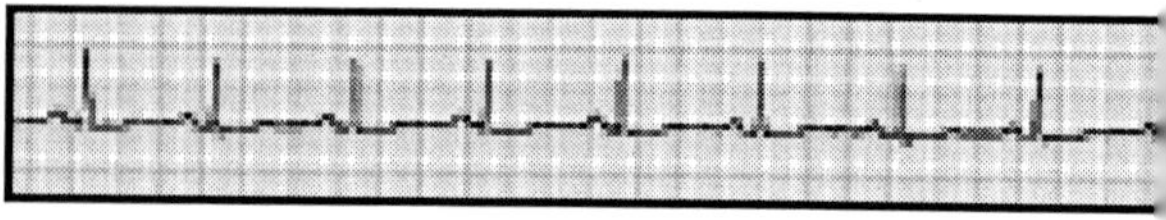

Etiologies	• **Effort physique** • Physiologique chez l'enfant • Fièvre • Anémie • Hyperthyroïdie • Insuffisance cardiaque • Hypovolémie • Médicaments • Accélération anormale, supérieure à 100/min de la FC tandis que la séquence d'activation cardiaque reste physiologique. C'est une tachycardie supraventriculaire
Examen clinique	• Asymptomatique • Palpitations
Traitement	• Abstention thérapeutique • Inhibiteurs calciques • β-bloquants • Destruction nœud sinusale par radiofréquence

FLUTTER AURICULAIRE

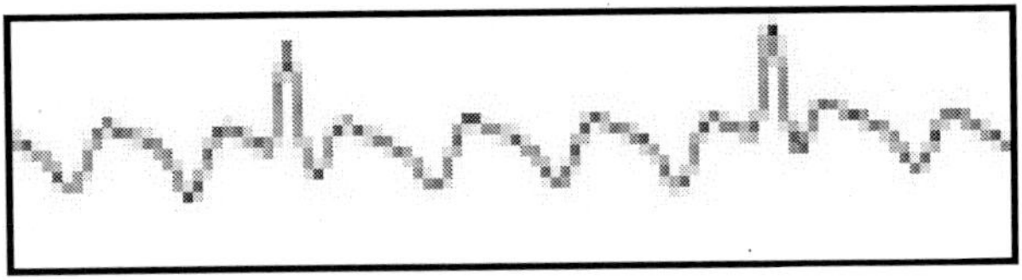

Etiologies	• Idiopathique • Cardiopathie valvulaire mitrale • IDM • Cœur pulmonaire chronique ou aigu • Hyperthyroïdie • Trouble du rythme supraventriculaire par circuit de réentrée circulaire évoluant dans l'oreillette droite
Examen clinique	• Asymptomatique • Palpitations chroniques ou paroxystiques • Signes d'insuffisance cardiaque
Examens complémentaires	• ECG Les ondes F ont une morphologie classiquement en « dents de scie » surtout en D2-D3-aVF

Traitement	• Ralentissement de la fréquence ventriculaire - Digitaliques - Inhibiteurs calciques - β-bloquants - Amiodarone • Choc électrique externe rétablissant le rythme sinusal • Ablation du circuit de réentrée par radiofréquence

Notes personnelles :

FIBRILLATION AURICULAIRE

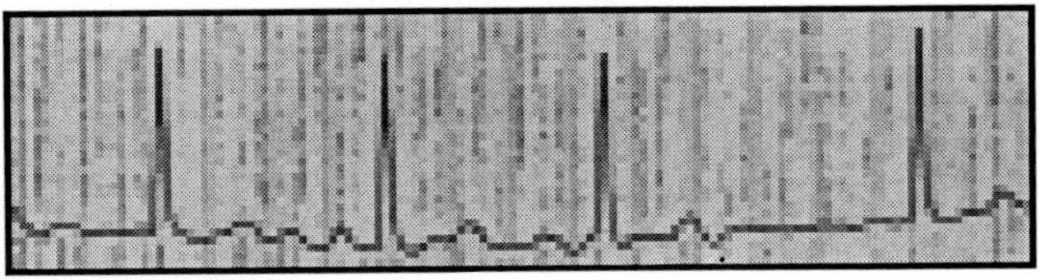

Etiologies	• Idiopathique • Ethylisme aigu • HTA • Cardiopathie valvulaire mitrale • IDM • Cœur pulmonaire chronique ou aigu • Hyperthyroïdie • Trouble du rythme supraventriculaire
Examen clinique	• Asymptomatique • Palpitations chroniques ou paroxystiques • Signes d'insuffisance cardiaque
Examens complémentaires	• ECG Oscillations permanentes, plus ou moins voltées, de la ligne de base. Les complexes ventriculaires sont très irréguliers

Traitement	• Ralentissement de la fréquence ventriculaire - Digitaliques - Inhibiteurs calciques - β-bloquants - Amiodarone • Choc électrique externe ou cardioversion médicamenteuse par amiodarone rétablissant le rythme sinusal sous anticoagulation efficace

Notes personnelles :

EXTRASYSTOLES VENTRICULAIRES

Etiologies	• Idiopathique • Cardiopathie valvulaire • Cardiopathie ischémique • Cardiopathie hypertensive • Battements prématurés d'origine ventriculaire survenant inopinément lors du rythme sinusal dus soit à un foyer automatique anormal soit à une zone de réentrée
Examen clinique	• Asymptomatique • Palpitations
Examens complémentaires	• ECG Complexes QRS prématurés, de morphologie différente des complexes QRS d'origine sinusale, +/- en salves suivis d'une pause compensatrice
Traitement	• Abstention thérapeutique • Traitement anti-arythmique

TACHYCARDIE VENTRICULAIR

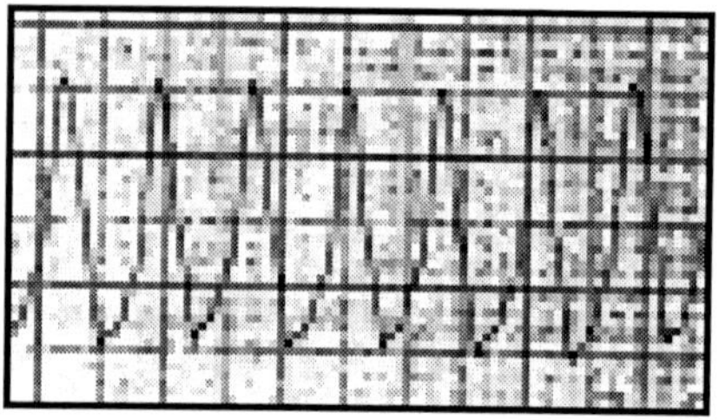

Etiologies	• Idiopathique • Cardiopathie ischémique • Cardiopathie valvulaire • Dysplasie arythmogène du ventricule droit • Accélération anormale d'une partie du tissu ventriculaire liée à un foyer automatique ou à un circuit de réentrée à 120-250/min. L'excitation de l'ensemble du tissu ventriculaire n'est plus correctement ordonnancée, avec une contraction auriculaire désynchronisée
Examen clinique	• Asymptomatique • Palpitations • Perte de connaissance • Arrêt cardio-respiratoire

Examens complémentaires	• ECG Tachycardie irrégulière à QRS larges +/- dissociation auriculo-ventriculaire, complexes de fusion ou de capture qui certifient le diagnostic
Traitement	• Choc électrique externe en urgence • Traitement anti-arythmique • Mise en place d'un défibrillateur implantable pour éviter les récidives (au cas par cas)

<u>Notes personnelles :</u>

FIBRILLATION VENTRICULAIRE

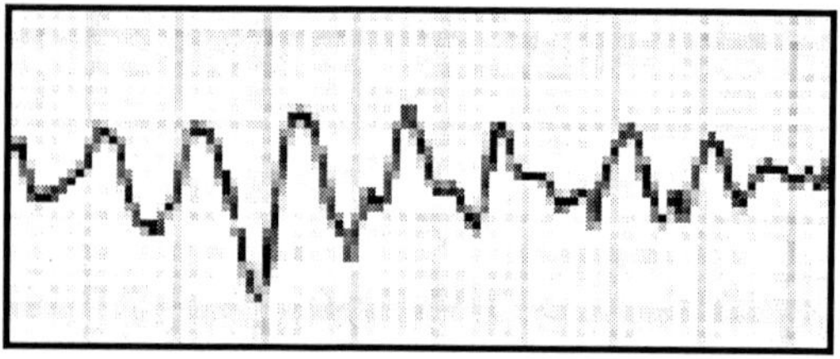

Etiologies	• Cardiopathie ischémique (IDM) • Excitation rapide et désordonnée des ventricules, liée à un mécanisme de réentrée
Examen clinique	• Arrêt cardio-respiratoire
Examens complémentaires	• ECG Trémulation anarchique de la ligne isoélectrique
Traitement	• Choc électrique externe en urgence • Traitement anti-arythmique

BRADYCARDIE SINUSALE

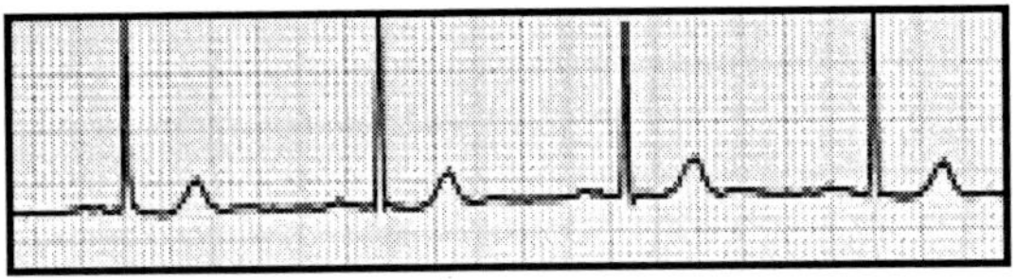

Etiologies	• Hypertonie vagale • Idiopathique • Cardiopathie ischémique (IDM inférieur) • Hypothyroïdie • Hypothermie • Hypertension intracrânienne • Médicaments (β-bloquants, amiodarone) • Le ralentissement de la fréquence sinusale secondaire soit à un ralentissement de la fréquence des impulsions du nœud sinusal, soit à un défaut de propagation vers le tissu auriculaire avoisinant (bloc sino-auriculaire)
Examen clinique	• Asymptomatique • Perte de connaissance • Dyspnée d'effort

Examens complémentaires	• ECG Rythme sinusal inférieur à 50/min
Traitement	• Abstention thérapeutique • Mise en place d'un stimulateur cardiaque

Notes personnelles :

BLOCS AURICULO-VENTRICULAIRES

Etiologies	• Hypertonie vagale • Cardiopathie ischémique (IDM inférieur) • Ralentissement ou interruption de la conduction au niveau du nœud auriculo-ventriculaire ou au niveau du faisceau de His
Examen clinique	• Asymptomatique • Palpitations
Examens complémentaires	• ECG Bloc du premier degré : allongement de l'intervalle PR au-delà de 0,20 sec Bloc du second degré : • Phénomène de Luciani Wenckebach (allongement progressif de l'intervalle PR jusqu'au blocage d'une onde P) • Blocage de type Möbitz II (blocage occasionnel d'ondes P sans allongement préalable de l'intervalle PR) • Bloc 2/1 (une onde P sur 2 parvient à dépolariser les ventricules) Bloc de 3ème degré : dissociation auriculo-ventriculaire

Traitement	• Traitement de la cause • Mise en place d'une sonde d'entraînement électrosystolique • Implantation d'un stimulateur

Notes personnelles :